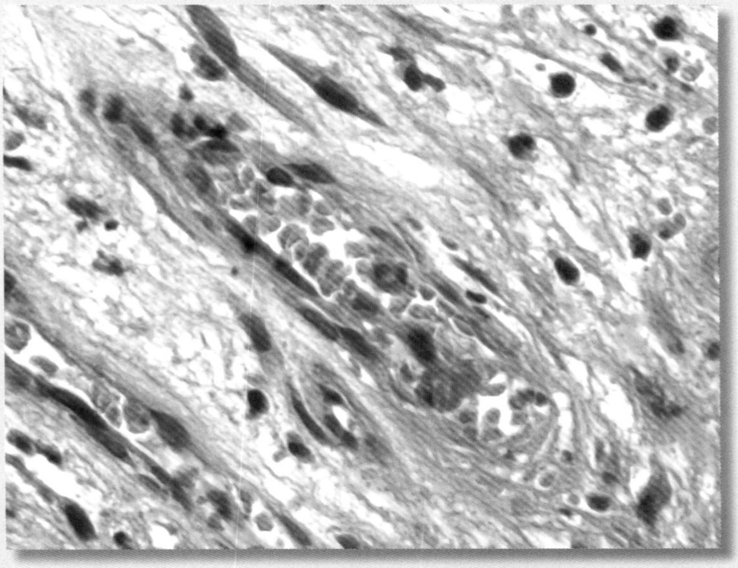

病理学实验图解

（第3版）

BINGLIXUE SHIYAN TUJIE

主　编

何彦丽　赵婷秀

副主编

金　贺　易　华　苏俊芳

主　审

杜标炎　苏　宁

上海科学技术出版社

图书在版编目（CIP）数据

病理学实验图解 / 何彦丽，赵婷秀主编. -- 3版
. -- 上海 : 上海科学技术出版社，2022.7（2024.4重印）
ISBN 978-7-5478-5700-7

Ⅰ. ①病… Ⅱ. ①何… ②赵… Ⅲ. ①病理学一实验
一中医学院一教材 Ⅳ. ①R36-33

中国版本图书馆CIP数据核字(2022)第094936号

病理学实验图解（第3版）

主编 何彦丽 赵婷秀

上海世纪出版（集团）有限公司
上 海 科 学 技 术 出 版 社 出版、发行
（上海市闵行区号景路159弄A座9F-10F）
邮政编码 201101 www.sstp.cn
浙江新华印刷技术有限公司印刷
开本 787×1092 1/16 印张 3.75
字数：50千字
2012年8月第1版
2022年7月第3版 2024年4月第3次印刷
ISBN 978-7-5478-5700-7/R·2497
定价：30.00元

编委会名单

(以姓氏笔画为序)

王　坤（广州中医药大学）
王丽辉（暨南大学）
孔洁琛（广州中医药大学）
苏俊芳（广州中医药大学）
杨巧红（广州中医药大学）
杨海峰（广东省中医院）
吴绍锋（广州中医药大学）
何彦丽（广州中医药大学）
易　华（广州中医药大学）
罗　惠（广州中医药大学）
金　贺（广州中医药大学）
赵婷秀（广州中医药大学）
胡　珊（广州中医药大学）

编写说明

病理学是一门形态学课程，是联系基础医学和临床医学的桥梁学科，其教学目的主要是通过患病机体某些脏器的形态结构和功能代谢改变，阐述疾病的本质。由于病理改变形态描述多、理论知识记忆难、概念抽象，不利于学生自学。针对这一现状，我们在原有的实验指导基础上，编写了这本《病理学实验图解》。本书第一部分为病理学实验指导，共有10个实验内容，均配置了大体标本和组织切片的彩色图片，并对其病理改变进行了标注和描述。图片采集力求典型，在一些病变标本处还放置了相应的正常组织或器官图片以方便对照学习。第二部分为病理生理学实验指导，共有3个实验。我们希望通过这本随时可以查阅的《病理学实验图解》，最大限度地提高学生自主学习的兴趣和能力，提高病理学教学质量。

本次修订在第二版基础上增加了部分大体标本和组织切片，并对个别图片进行了更换，使内容进一步得到充实和改进。但由于编者水平有限，有些图片存在缺陷在所难免，个别文字描述可能存在欠妥之处，敬请读者和专家批评指正。

本书在修订过程中，得到广州中医药大学基础医学院实验教学中心教师以及2009级中医骨伤专业叶飞雁、2013级中西医临床专业李盛文、2019级生物技术专业潘啟暘和严国航同学的大力帮助，在此一并表示感谢。

《病理学实验图解》编委会

2022年6月

目　录

第一部分　病理学实验指导

病理学实验课流程和观察方法

病理学实验课通过给学生提供大体标本和镜下组织切片，将抽象的病变描述以更加具体、象的方式展现出来，在促进学生掌握病理学核心知识内容、激发学生学习兴趣方面发挥至关要的作用。

一、实验课流程

（1）观察有关病变的大体标本及组织切片，对标本做出病理诊断。

（2）选择组织切片进行镜下观察，并绘图和描述。

（3）总结：结合理论知识，掌握常见疾病的病理变化。

实验流程图

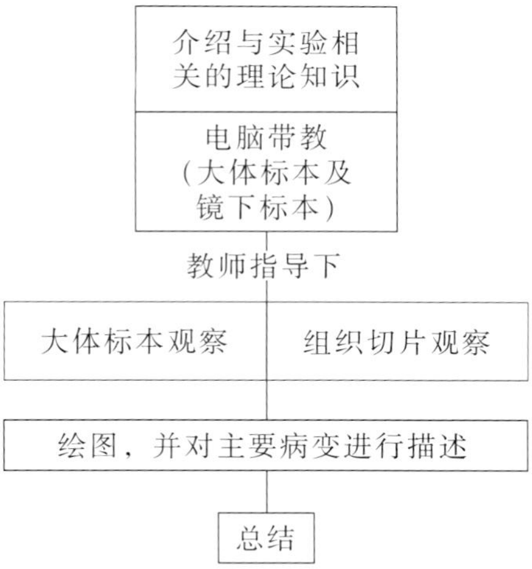

二、标本的观察方法

（一）大体标本

标本一般固定于4%甲醛溶液中保存，观察方法如下。

（1）首先辨认标本是什么器官、组织，是全部或是一部分器官、组织（如肺的左叶、一块脏）。

（2）再依次观察器官或组织的大小（体积或重量）、表面、切面的颜色、病灶等。实质器官，如肝、脾要观察有无肿大或缩小。有腔器官，如心脏要观察心腔是否扩大或缩小、心室壁厚薄程度、器官的颜色和病灶特点等。从器官的表面或切面，要观察器官的颜色如何，表面是光滑或粗糙。对于病灶，要观察病灶的数量、位置、大小、颜色及其与周围组织的关系（如有无压迫或破坏周围组织、界线是否清楚等）。

（3）根据观察结果，结合理论知识，做出诊断。

诊断一般为：器官名称 + 形态改变（病变名称），如肝淤血。

[附注]

（1）肉眼观察时病变组织的颜色特征说明。

红色：表示含有血液、肌肉（肌红蛋白）。

黄色：表示含有脂肪。

绿色：表示含有胆汁。

黑褐色：表示含有黑色或褐色的色素。

（2）器官体积的改变或病灶大小的描述方法：准确的方法是用长 × 宽 × 高描述，并以厘米（cm）为单位，但实际工作中常采用实物进行描述，这样更加具体、生动，便于理解，如米粒大、绿豆大、龙眼核大、拳头大等。此外，病变组织的形状也常用实物的形状来表示，如菜花状、蕈伞状等。

（二）组织切片

组织切片一般为石蜡切片、HE 染色（细胞核被苏木素染成蓝色，细胞质及蛋白质被伊红染成红色）。

（1）先用肉眼观察玻片，推测是什么器官或是哪一种染色方法。

（2）再用低倍显微镜（40 倍）观察标本，将标本按顺序从上到下、从左到右移动，找出病变部位。低倍镜观察标本，可全面了解病变，同学们应该重视。

（3）最后，用高倍镜（100 ～ 400 倍）仔细观察组织细胞存在的病理改变。

组织切片观察应注意先把整个标本做一个全面了解，然后将发现的病变做深入的观察和分析，最后结合理论，根据病变的发生、发展情况做出诊断。

诊断一般应为：器官或组织细胞名称 + 形态改变（病变名称），如肝细胞脂肪变。

实验一　细胞和组织的适应、损伤与修复

[目的和要求] (1) 通过观察大体标本，掌握萎缩、肥大、变性和坏死的形态学病变特点。
(2) 通过观察组织切片，掌握萎缩、变性、肉芽组织的组织学病变特点。

一、大体标本

肾压迫性萎缩（肾结石）
脾萎缩
左心室代偿性肥大（高血压性心脏病）
肝水肿（肝浊肿）
肝细胞脂肪变（脂肪肝）
脾凝固性坏死
肺干酪样坏死
肾液化性坏死
阑尾湿性坏疽

二、组织切片

肾近曲小管上皮细胞水肿
肝细胞脂肪变
肾小球玻璃样变
脾中央动脉玻璃样变
皮肤肉芽组织

三、彩图

（一）大体标本

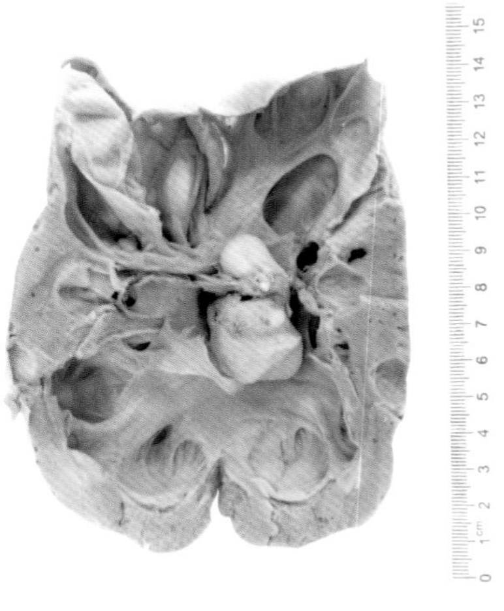

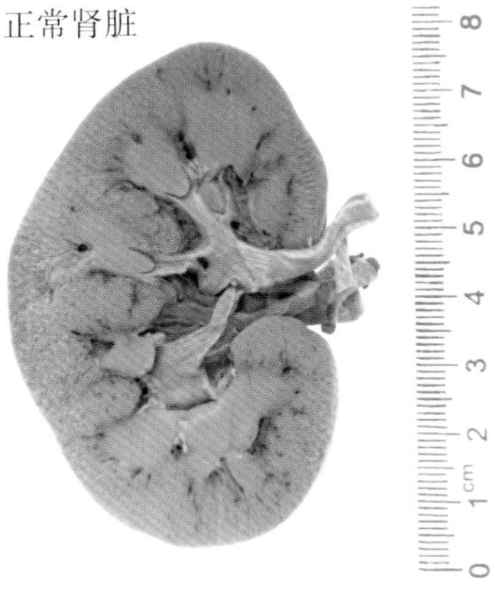

肾压迫性萎缩（肾结石）

肉眼：肾脏体积增大，切面肾实质萎缩变薄（尤以肾上段明显），皮、髓质分界不清楚。肾盂及肾盏明显扩张，肾盏处可见两枚较大结石。
右图为正常肾脏对照。

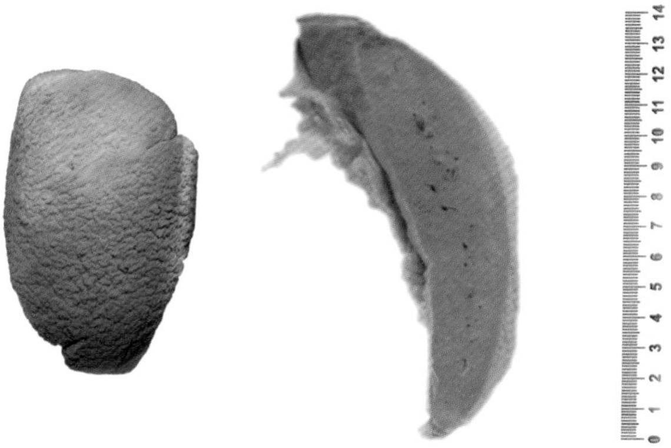

脾萎缩

肉眼： 脾脏体积缩小，重量减轻（正常约 150 g，相当于人手掌大小），脾被膜皱缩，边缘锐利。脾切面可间质突出。

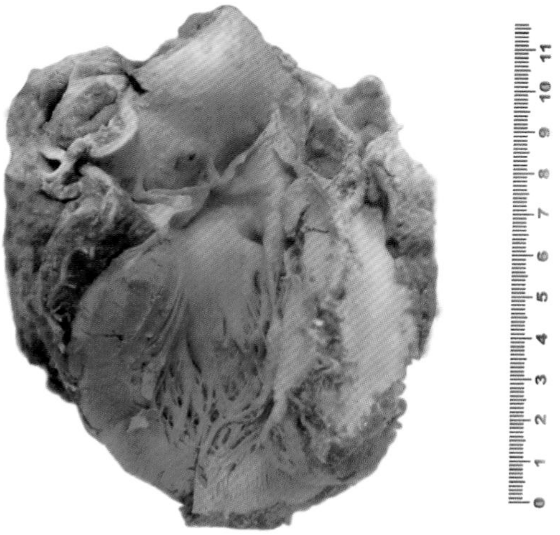

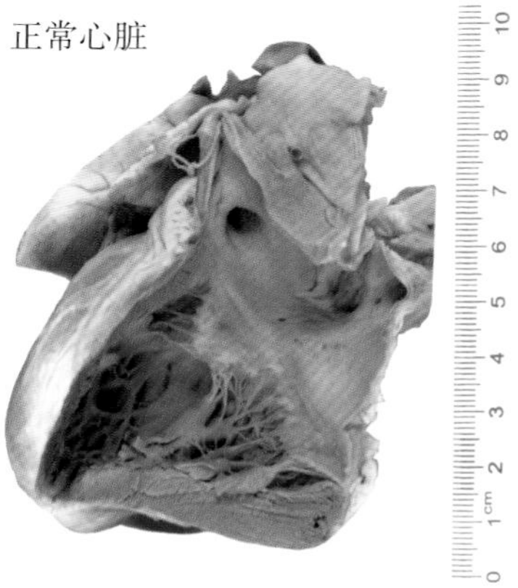

左心室代偿性肥大（高血压性心脏病）

肉眼： 左心室壁显著增厚，厚度约 1.5 cm（正常厚度 0.8 ～ 1.0 cm），乳头肌、腱索增粗，左心室腔无明显扩张（即向心性肥大）。升主动脉内膜可见动脉粥样硬化改变，以冠状动脉开口处的病变较为明显。
右图为正常心脏剖面图。

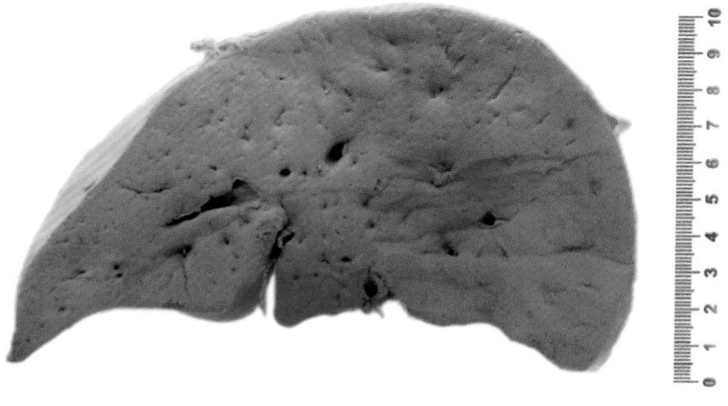

肝水肿（肝浊肿）

肉眼： 标本为肝脏的冠状切面。肝脏体积肿大，被膜光滑而紧张。肝脏呈浅灰褐色，混浊而失去光泽，似煮过的肝脏，切面实质略高于间质，边缘外翻。

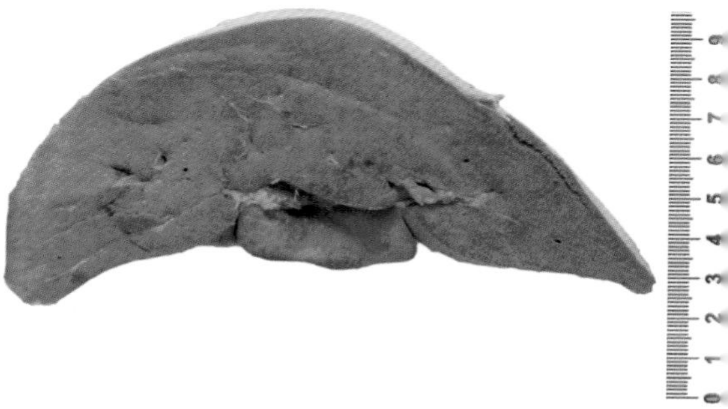

肝细胞脂肪变（脂肪肝）

肉眼： 肝脏体积肿大，淡黄色，被膜光滑而紧张，边缘圆钝，切面隆起，质地较软。

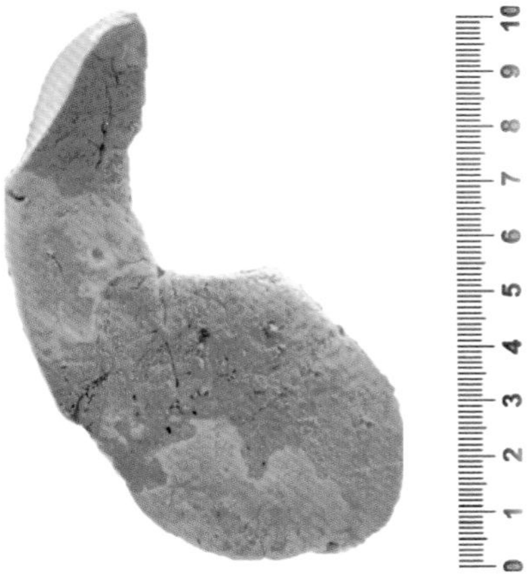

脾凝固性坏死

眼：脾脏切面可见多个灰白或灰黄色、凝固状态的坏死区，质实而干燥，呈楔形或三角形，与周围组织分界清楚，其尖端指向脾门，底部朝向脾脏表面，表面和切面稍隆起（新鲜梗死灶）。

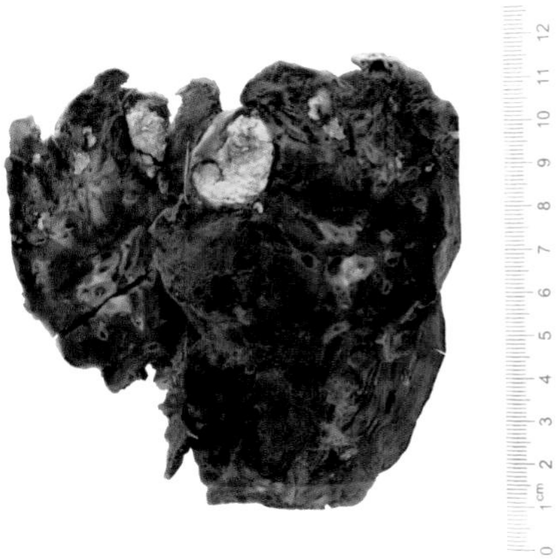

肺干酪样坏死

肉眼：肺组织呈黑色，其上端可见一个直径约 3.0 cm 球形病灶，灰白、灰黄色，质地松脆，呈豆腐渣样外观。

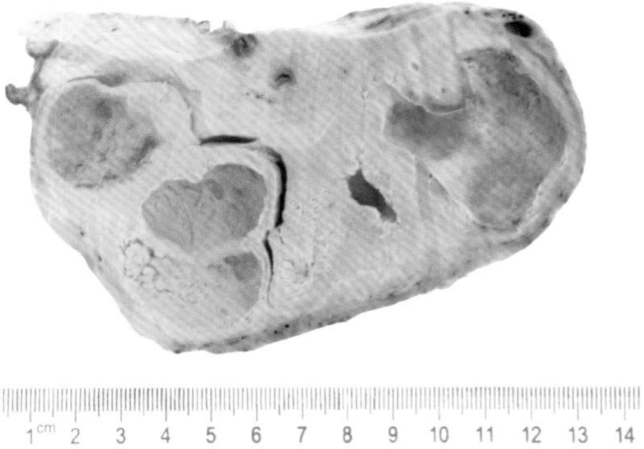

肾液化性坏死

眼：肾脏体积稍增大，切面可见多个大小不等、圆形或椭圆形的空腔（脓肿腔），腔内坏死物大多已溶解液化而流失，脓肿壁较厚。

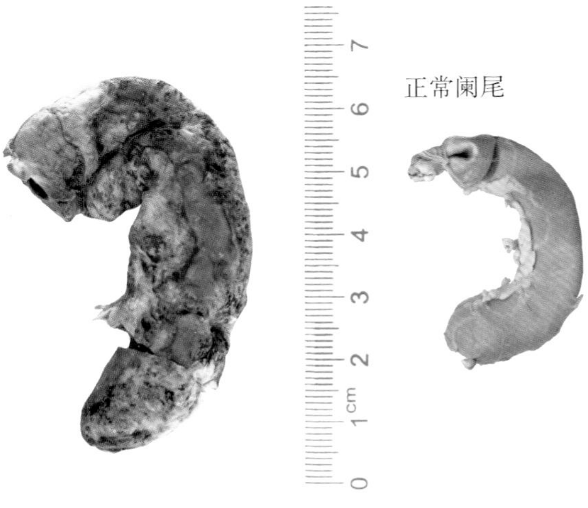

阑尾湿性坏疽

眼：阑尾组织弥漫性肿胀。阑尾浆膜面污秽失去正常光泽，呈黑褐色，阑尾表面可见组织坏死穿孔，并有较多脓性渗出物附着。
右图为正常阑尾对照。

（二）组织切片

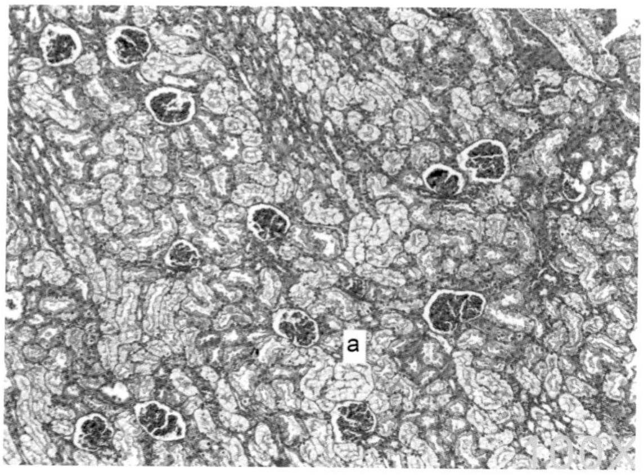

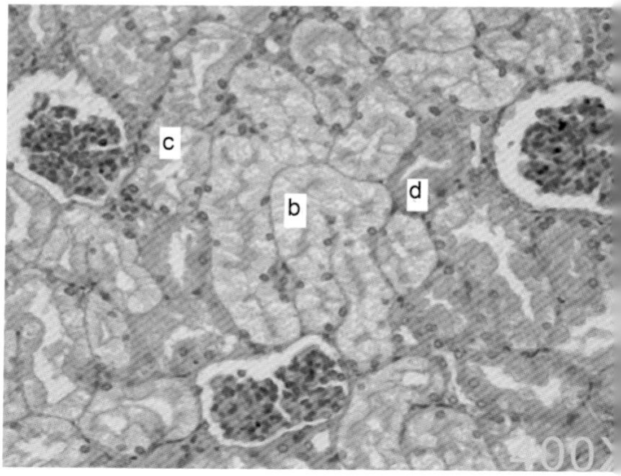

肾近曲小管上皮细胞水肿

镜下：低倍镜下，病变以肾近曲小管最为明显。肾近曲小管上皮细胞肿胀，胞质疏松淡染或透亮。间质血管扩张充血。倍镜下，肿胀的肾近曲小管上皮细胞内布满红染的细颗粒状物，管腔狭窄，呈不规则锯齿状。部分管腔内亦可见量红染颗粒（因上皮细胞肿胀、变性、胞膜破裂所致）。

a：肾小管肿胀，胞质疏松透亮；b：肾近曲小管上皮细胞肿胀，胞质内见红染细颗粒状物；c：管腔不规则；d：相正常的肾近曲小管。

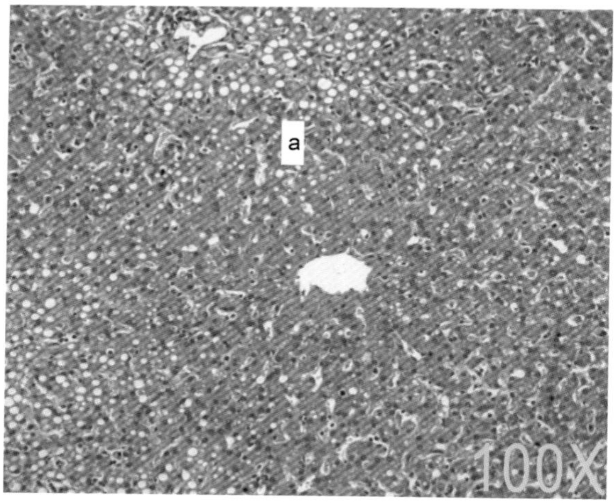

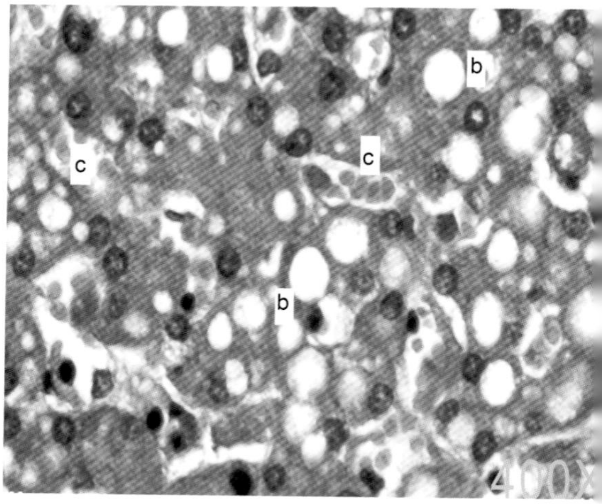

肝细胞脂肪变

镜下：低倍镜下，肝小叶结构尚完整，肝细胞胞质内可见大小不等、圆形、界清的空泡，以肝小叶周边部最为明显（a）高倍镜下，病变严重处胞浆内的大空泡（脂滴所在处）将肝细胞核挤至一侧，形似脂肪细胞（b）。可见肝血窦扩张淤血（c）。

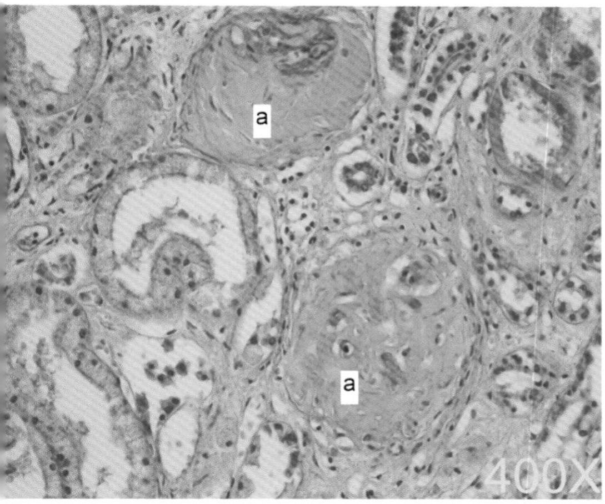

肾小球玻璃样变

下：肾小球体积缩小，原有结构消失。肾小球内部分区域呈红染均质或条索状结构（a），为纤维结缔组织玻璃样变性。

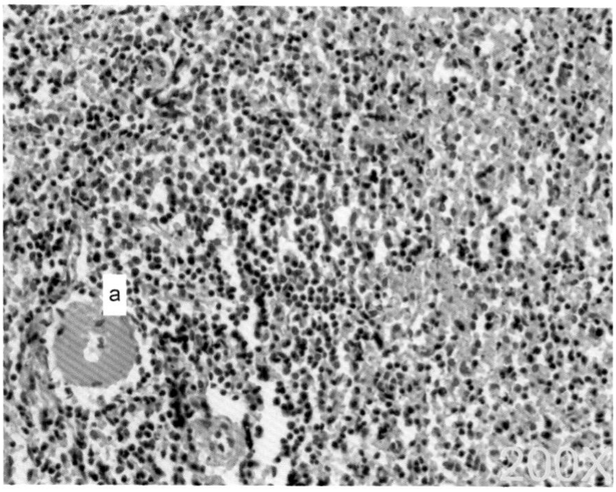

脾中央动脉玻璃样变

镜下：脾被膜增厚，均质红染。脾中央动脉管壁结构消失，由均质红染、半透明状物质取代，致管壁增厚，管腔狭窄（a）。

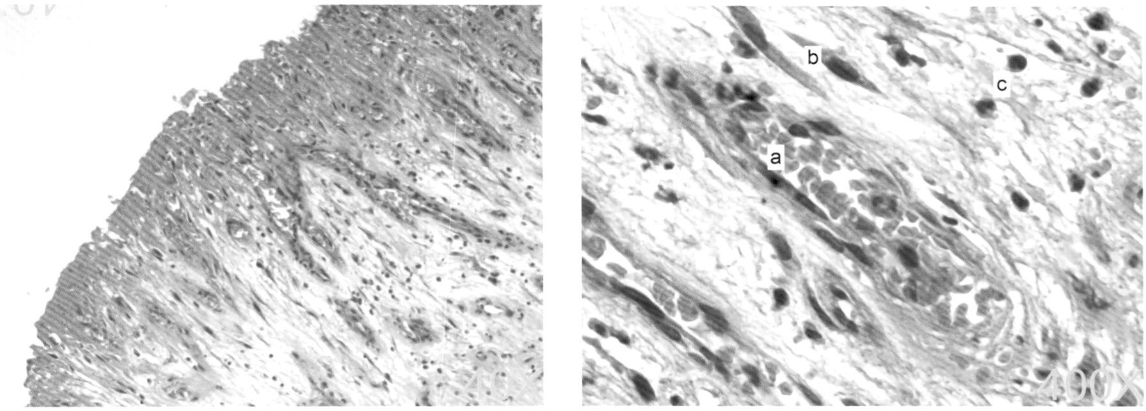

皮肤肉芽组织

下：低倍镜下，创缘表面可见红染无结构的出血坏死物，其下新生组织中可见丰富毛细血管，大多呈襻状弯曲互相吻合，向创面垂直生长。高倍镜下，新生毛细血管（a）内皮细胞核体积较大，呈椭圆形，向腔内突出，数量较多；在毛细血管周围见许多成纤维细胞（b）及炎症细胞（c），炎症细胞以中性粒细胞、巨噬细胞为主。

【作　业】

绘图并描述肾近曲小管上皮细胞水肿的镜下所见。

【思考题】

1. 细胞变性和细胞坏死有何异同？其后果如何？
2. 根据肉眼观察和镜下观察如何确定组织、细胞已发生坏死？
3. 坏死有哪些类型？请各举出几种常见的临床疾病，并说明其坏死的类型。
4. 什么是肉芽组织？它的发生、发展是怎么样的？请讨论它在病理学中的意义。

实验二　局部血液循环障碍

[目的和要求] (1) 观察大体标本，掌握淤血、血栓形成、栓塞、梗死、水肿的形态学病变特点。
(2) 观察组织切片，掌握淤血、血栓形成、栓塞、梗死的组织学病变特点。
(3) 通过动物实验，了解空气栓塞对机体的危害。

一、大体标本

慢性肝淤血（槟榔肝）
脑出血
肾点状出血（急性肾炎）
动脉血管内混合血栓
多发性肺动脉血栓栓塞
脾贫血性梗死
脾贫血性梗死（机化）
肺出血性梗死
肠出血性梗死
小肠水肿

二、组织切片

肺动脉血栓栓塞
急性肺水肿

三、彩图

（一）大体标本

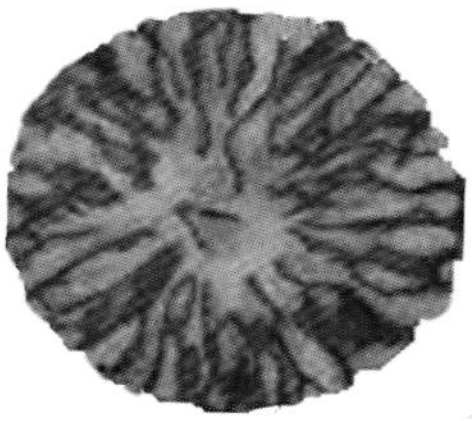

中药槟榔切面

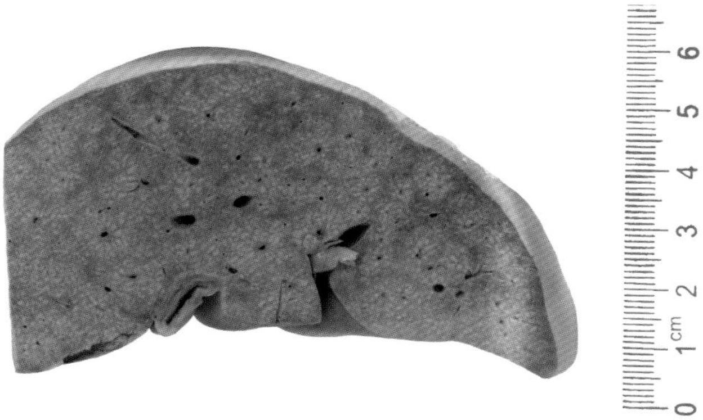

慢性肝淤血（槟榔肝）

肉眼： 肝脏体积增大，质实，色暗红。被膜紧张，肝切面可见点状、条索状的灰褐色（淤血区）与灰黄色（肝脂肪变区）交错分布，形成网络状花纹，形似中药槟榔的切面（左图），故有“槟榔肝”之称。

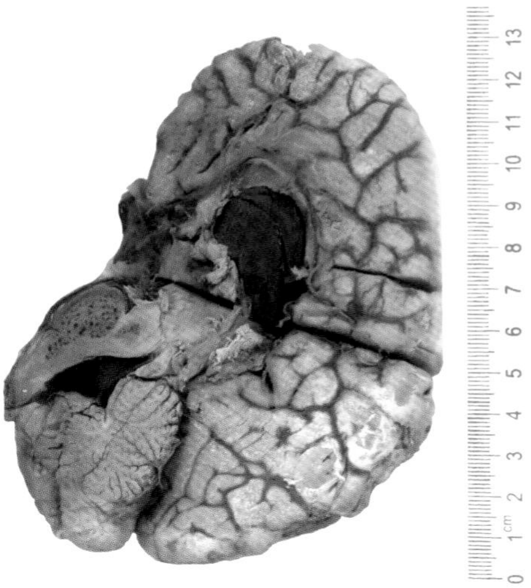

脑出血

眼：脑矢状切面，脑血管破裂出血，在第三脑室和第四脑室内形成血肿（黑褐色团块）。

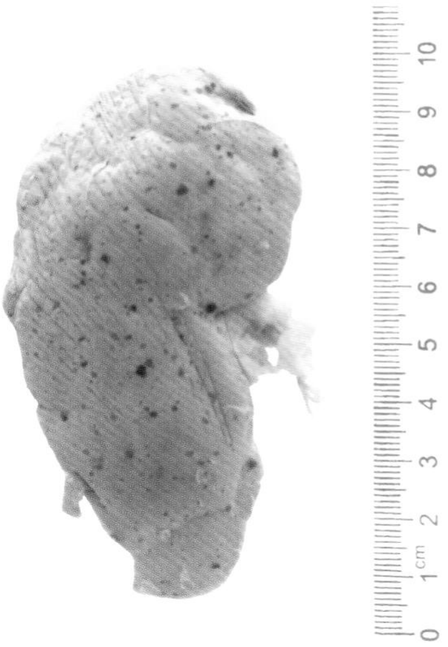

肾点状出血（急性肾炎）

肉眼：肾脏轻度肿大，被膜完整。肾脏表面可见散在点状出血点。

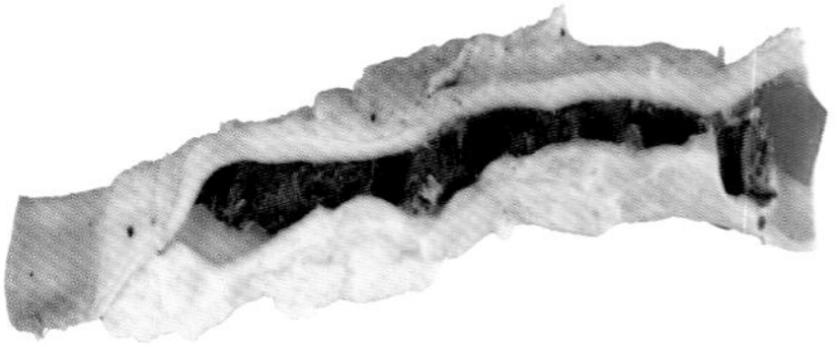

动脉血管内混合血栓

眼：血管管腔内可见一个干燥、质实的圆柱状血栓，部分区域可辨认出灰白色和黑褐色相间的条纹。血栓已经完全堵塞血管。

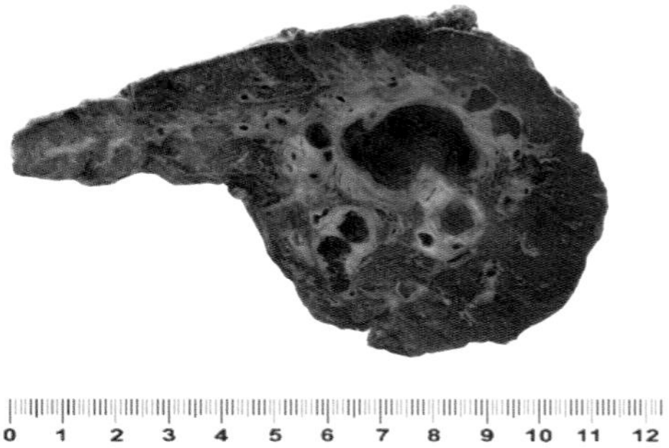

多发性肺动脉血栓栓塞

肉眼：肺动脉主干及多个动脉分支内可见深浅不一、黑褐色、团块状物，堵塞血管腔。

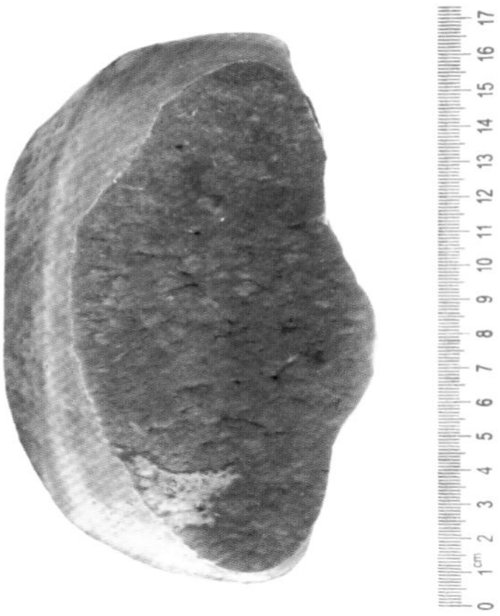

脾贫血性梗死

肉眼： 脾脏切面可见一个灰白色、干燥、质实的楔形病灶，其尖端指向脾门，底部朝向脾脏表面，与正常组织分界清楚。分界处可见黄褐色充血出血带。

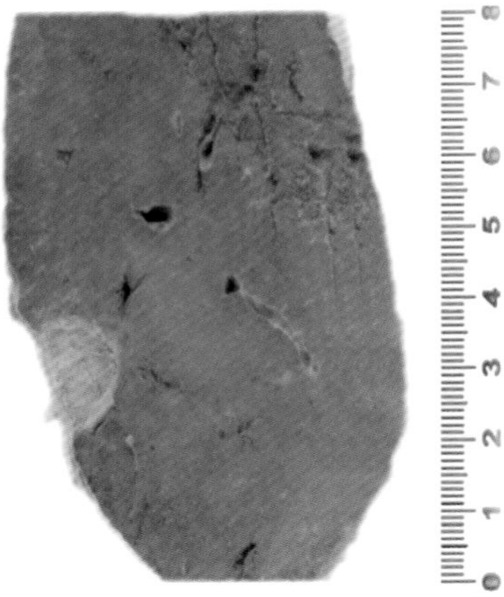

脾贫血性梗死（机化）

肉眼： 脾被膜皱缩，切面可见一个约龙眼大小、灰白色楔形病灶，其尖端指向脾门，底部朝向脾脏表面与正常组织分界清楚。病灶切面质实干燥，表面有凹陷（陈旧性梗死灶）。

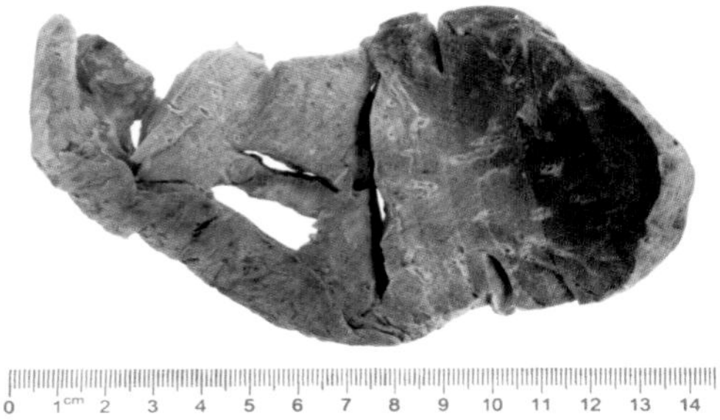

肺出血性梗死

肉眼： 病变肺组织略肿胀，切面可见一个楔形病灶，暗红色、质实。其尖端指向肺门，底部紧靠肺膜。相应的肺膜表面有少量纤维蛋白渗出物。

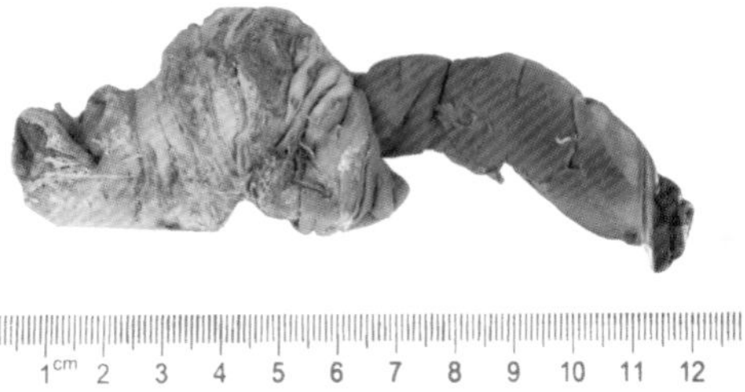

肠出血性梗死

肉眼： 肠套叠引起远端肠管坏死、肿胀，黑褐色，表面秽无光泽。近端肠管可见淤血和出血现象。

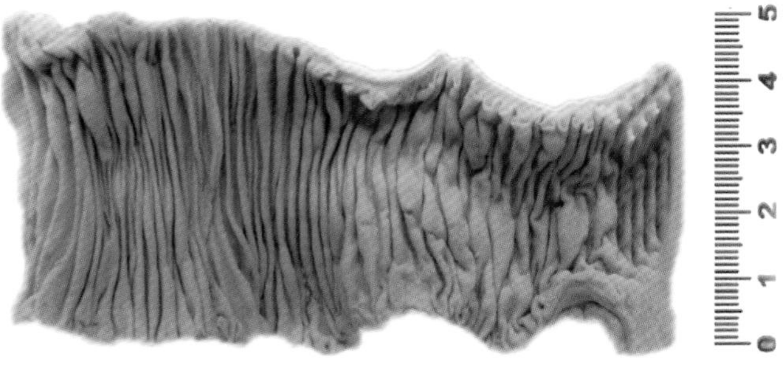

小肠水肿

肉眼： 局部肠壁明显增厚、肿胀呈半透明、冻胶样肠黏膜皱襞增高、增宽、肿胀，部分区域可黏膜下出血。

(二) 组织切片

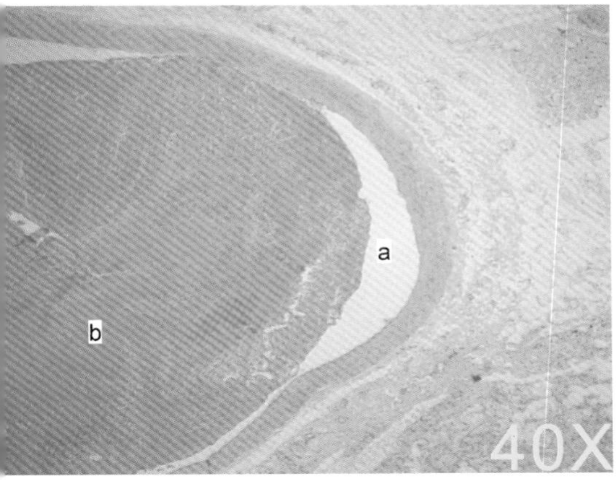

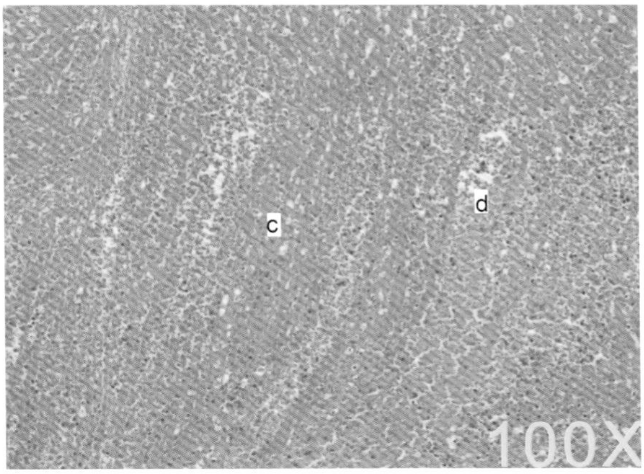

肺动脉血栓栓塞

下：低倍镜下，血管腔（a）内可见一淡红色与红褐色相间分布的层状结构（b），即为混合血栓。高倍镜下，淡红色区域为血小板小梁（c），其周围可见中性粒细胞黏附；小梁之间为纤维蛋白交织成网，网眼内有大量的红细胞和白细胞（d），此为低倍镜下所见的红褐色区域。

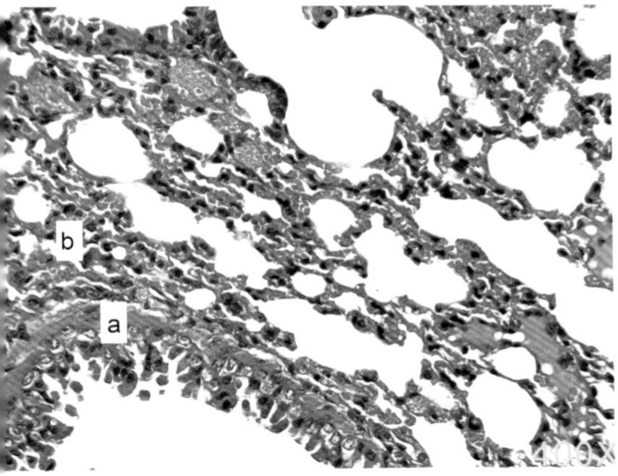

急性肺水肿 –1

支气管黏膜上皮变性、坏死；b：管壁周围组织炎性渗出显。

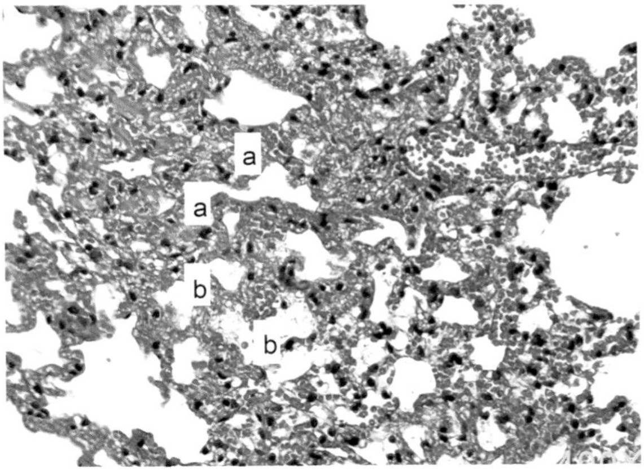

急性肺水肿 –2

a：肺泡间隔增宽；b：肺泡腔内渗出物。

【作　业】

绘图并描述肺动脉内混合血栓的镜下所见。

【思考题】

1. 名词解释：淤血、血栓形成、栓子、栓塞、梗死。
2. 试述淤血的后果。
3. 试述延续性血栓形成的条件、过程及镜下结构。
4. 血栓形成过程和血液凝固过程有什么区别？
5. 动物实验中，兔子死亡原因是什么？通过实验观察，试想空气栓塞对医疗实践有何重要意义？

实验三 炎 症

[目的和要求] (1) 观察大体标本和组织切片，掌握变质性炎、纤维素性炎和化脓性炎的病特点。

(2) 掌握各种炎症细胞的形态特点。

一、大体标本

结肠变质性炎
小肠纤维素性炎
心外膜纤维素性炎（绒毛心）
阑尾蜂窝织炎
肝脓肿
肺脓肿

二、组织切片

肝脏变质性炎
心外膜纤维素性炎
肝脓肿
阑尾蜂窝织炎

三、彩图

（一）大体标本

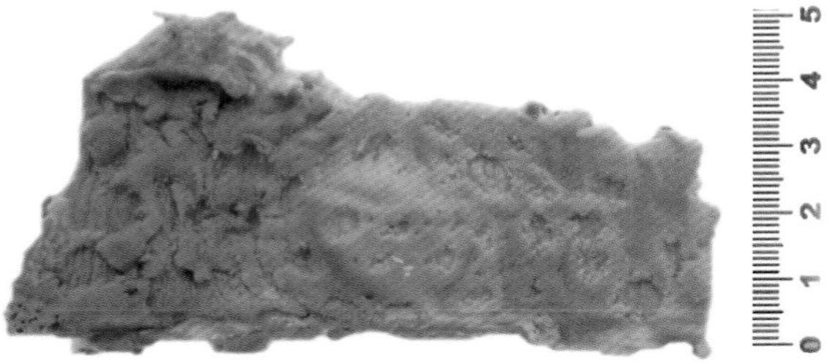

结肠变质性炎

肉眼：结肠黏膜表面可见多个大小不等、形态不规则的溃疡，为坏死组织液化脱落所致。部分溃疡深达肌层，溃疡之间的黏膜尚正常。

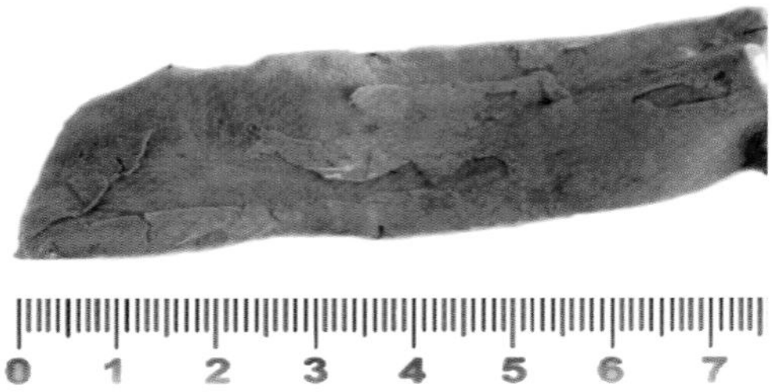

小肠纤维素性炎

肉眼：小肠黏膜表面被覆一层浅灰色或棕色膜状物，即“假膜”，故又称为“假膜性炎”。部分区域假膜脱形成表浅的、地图状溃疡。

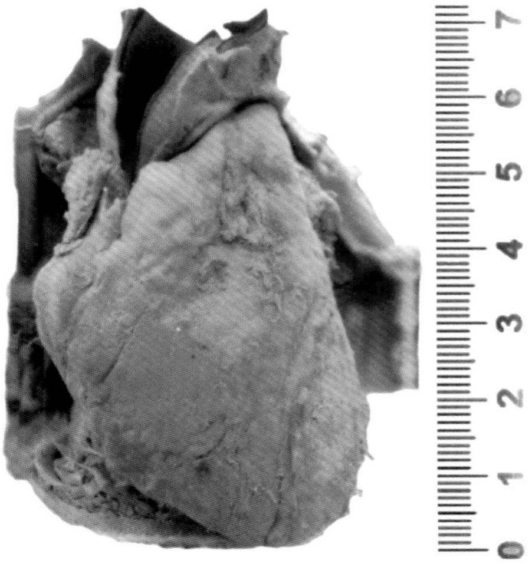

心外膜纤维素性炎（绒毛心）

眼：心外膜（即心包膜脏层）明显增厚、粗糙，失去原有光泽，其表面披覆有灰黄色、片状、小条索状或絮状渗出物。

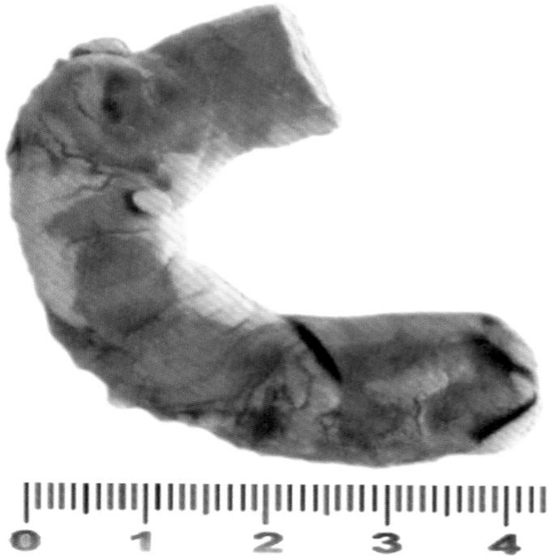

阑尾蜂窝织炎

肉眼：阑尾明显肿胀，淤血暗红。浆膜面披覆少量灰黄色、脓性渗出物，渗出物主要沿血管走行区域分布。

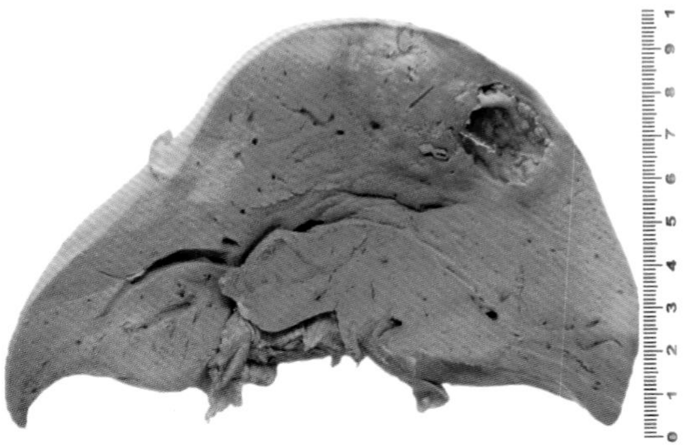

肝脓肿

眼：肝切面（靠近膈面处）可见多个圆形或不规则形的病灶，内含有淡黄色脓性物质；一处病灶内脓液已流失，形成脓腔。病灶周围可见明显的充血出血带。

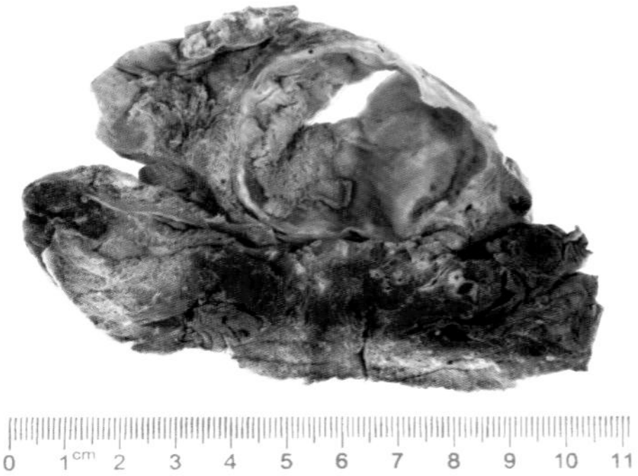

肺脓肿

肉眼：肺组织切面可见一个约鸡蛋大小圆形脓腔，腔内容物已经流失，脓腔壁较厚，边界清楚。

（二）组织切片

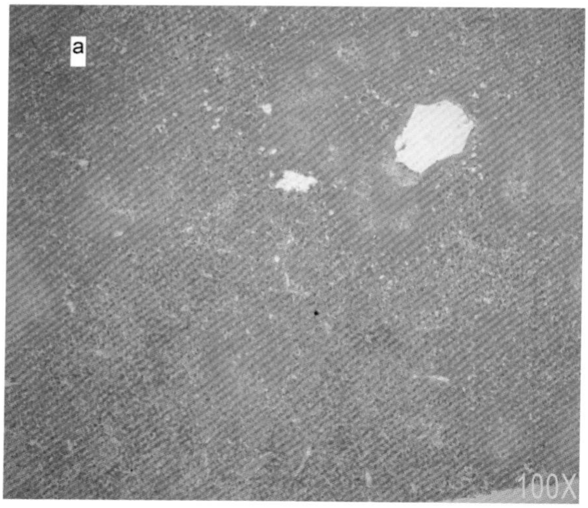

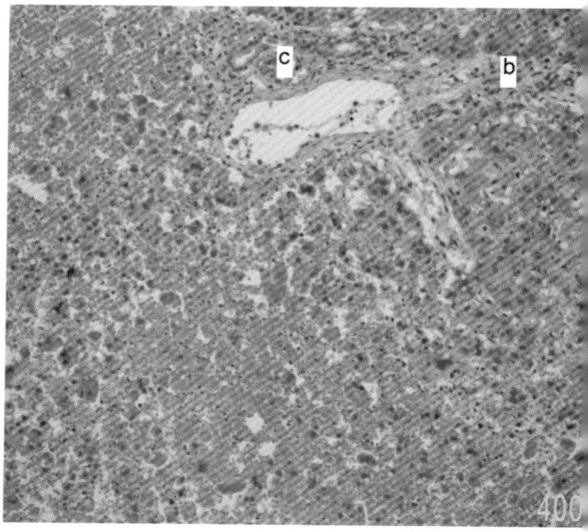

肝脏变质性炎

镜下：低倍镜下，广泛肝小叶大块、亚大块坏死，坏死区伴明显出血（a），部分肝小叶轮廓尚保留。高倍镜下，肝细胞
解坏死，结构消失。小叶周边部残存少量变性的肝细胞（b），但无明显肝细胞再生现象。门管区可见少量淋巴细胞
巨噬细胞浸润（c）。

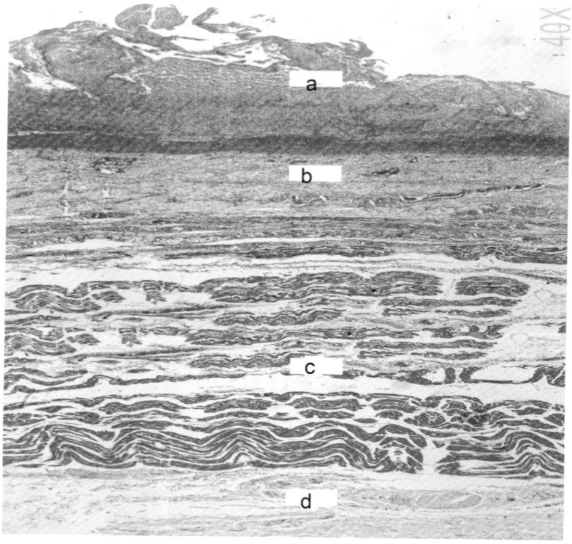

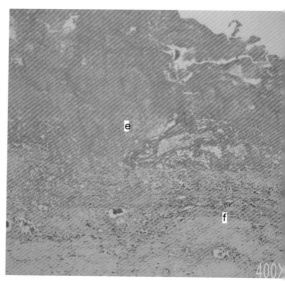

心外膜纤维素性炎

镜下：低倍镜下，心外膜表面渗出物富含纤维蛋白及炎症细胞（a），心外膜（b）增厚，有充血、水肿及炎症细胞浸润；心
肌层（c）及心内膜层（d）无明显病变。高倍镜下，见渗出物中较多红染条索状、丝状、片状的纤维蛋白（e），有
些交织成网，纤维蛋白网眼内可见多量炎症细胞渗出（f）。

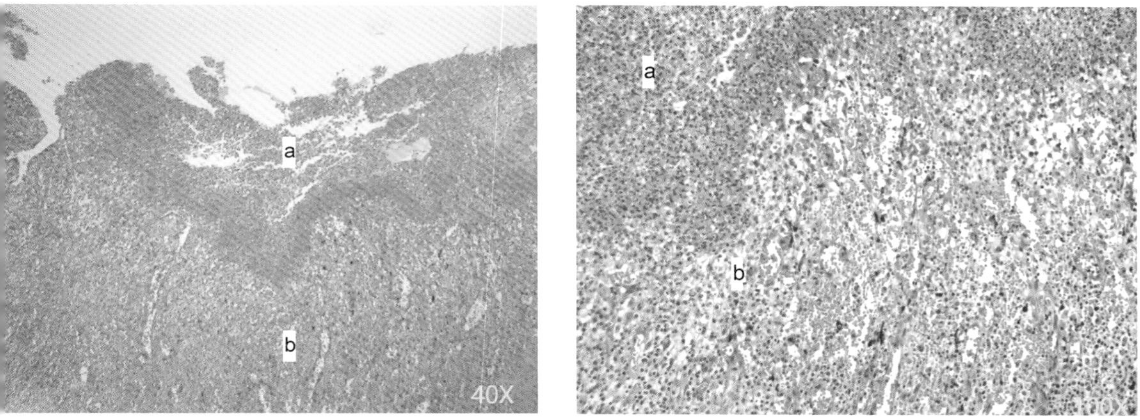

肝脓肿

下：低倍镜下，肝脏组织边缘可见一不规则病灶，病灶中央肝组织结构破坏，肝细胞坏死、崩解，形成充满脓液的腔（a），伴局部出血。高倍镜下，脓液由大量变性、坏死的中性粒细胞（脓细胞）和溶解的坏死组织构成。病灶周围的脓肿壁，由新生成的肉芽组织和老化的瘢痕组织构成（b）。

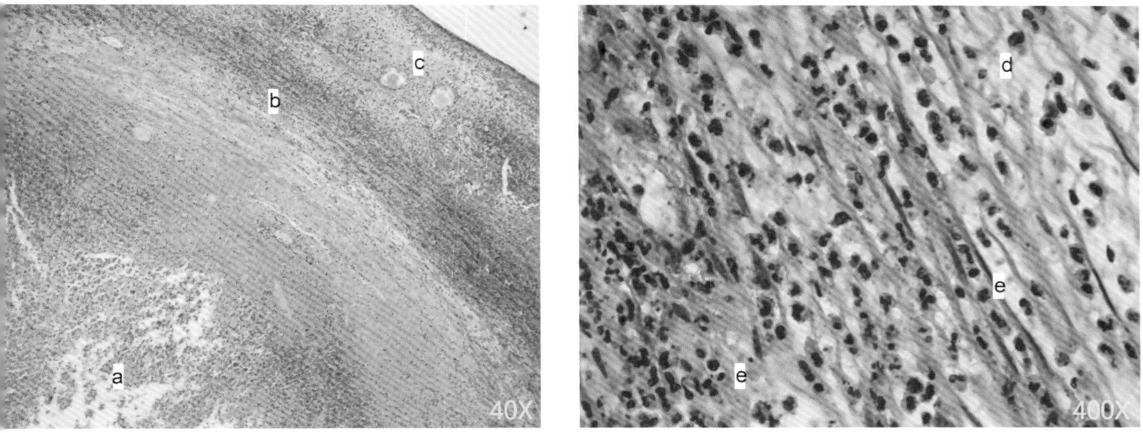

阑尾蜂窝织炎

下：低倍镜下，阑尾腔内可见大量渗出物及坏死脱落的黏膜上皮组织（a），阑尾壁全层大量炎症细胞弥漫性浸润（b），浆膜血管扩张充血明显（c）。高倍镜下，阑尾各层大量中性粒细胞弥漫性浸润，阑尾肌层水肿（d），肌层大量中性粒细胞（e）弥漫性浸润。

【作　业】

绘图并描述肝脓肿的镜下病变特点。

【思考题】

1. 在病理学上如何根据局部组织器官的肉眼和镜下改变来诊断炎症？
2. 试述各类炎症的病变特点。
3. 炎症时患者会出现哪些局部和全身的临床表现？试述其产生的原因。

实验四　肿　　瘤

[目的和要求]　(1) 观察大体标本，掌握各种常见肿瘤的形态学病变特点。
(2) 观察组织切片，熟悉各种常见肿瘤的组织学病变特点。

一、大体标本

卵巢黏液性囊腺瘤
卵巢黏液性囊腺瘤恶性变
绒毛状肠腺瘤恶性变
左手皮肤鳞癌（菜花状）
大肠癌（溃疡型）
乳腺癌
（皮下）脂肪瘤
（腹膜后）脂肪肉瘤
（皮下）纤维瘤
（皮下）纤维肉瘤
多发性子宫平滑肌瘤
小肠平滑肌肉瘤
肱骨软骨肉瘤
中央型（肺门型）肺癌
肺转移性绒癌

二、组织切片

皮肤鳞状细胞癌（高分化）
原发性肝癌（肝细胞癌）
子宫平滑肌肉瘤
乳腺纤维腺瘤

三、彩图

（一）大体标本

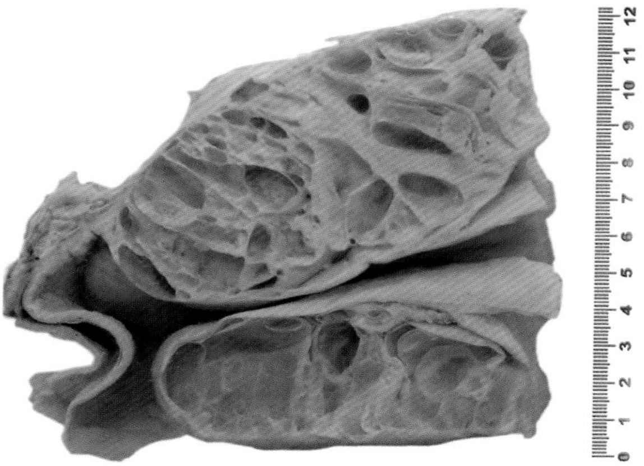

卵巢黏液性囊腺瘤

肉眼： 原有卵巢结构已消失。肿瘤呈圆形、囊状，表面光滑，切面可见多个大小不一的囊腔，囊壁内面光滑，部分囊腔内充满灰白色黏稠液体。

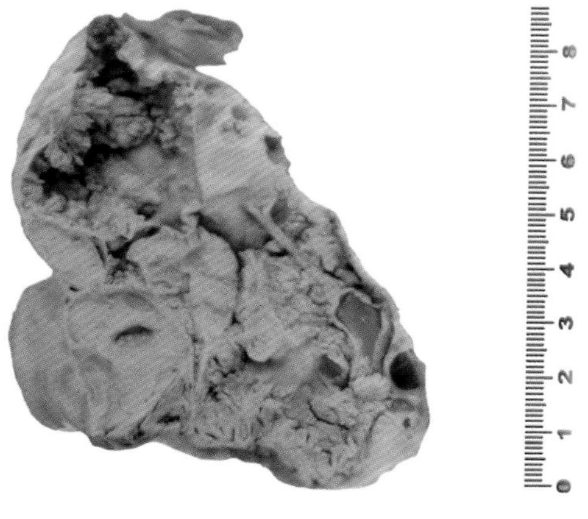

卵巢黏液性囊腺瘤恶性变

肉眼： 卵巢结构已消失，肿瘤包膜尚完整，切面有许多大小不等的囊腔，大部分囊壁不光滑，可见灰白色、细小乳头状增生物。部分囊腔内充满灰白色黏稠液体。

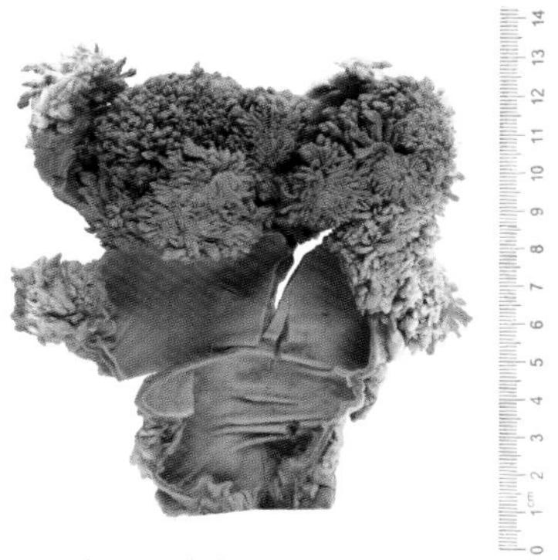

绒毛状肠腺瘤恶性变

眼：结肠腔内可见多个灰白色、乳头状新生物，表面有出血和坏死，局部肠腔狭窄，近端肠腔扩张。

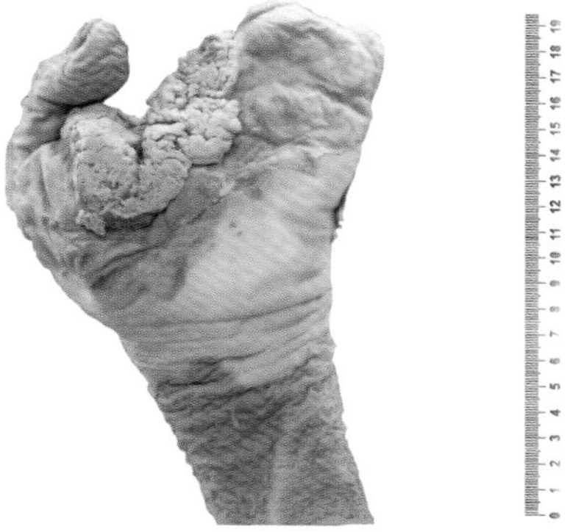

左手皮肤鳞癌（菜花状）

肉眼：患者残肢第 2、第 3 掌骨处，可见灰白色、干燥、菜花样肿物，肿物表面糜烂，下端深层组织可见暗红出血。

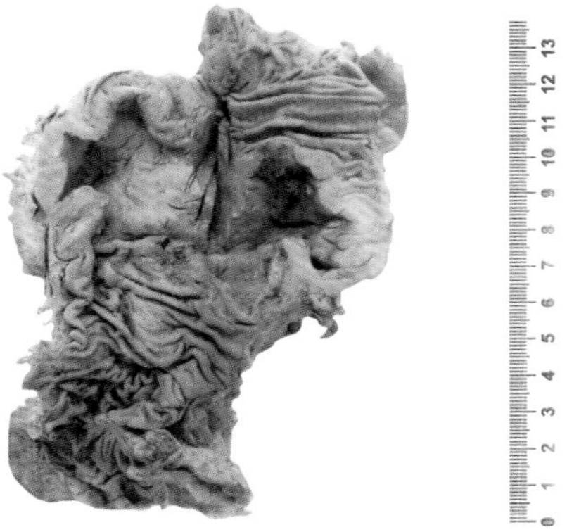

大肠癌（溃疡型）

眼：肠黏膜面可见一约 6 cm × 3 cm 大小的较深溃疡，边缘隆起呈火山口状，底部高低不平。肿瘤组织向肠壁深层浸润，导致溃疡周围肠壁增厚、变硬。

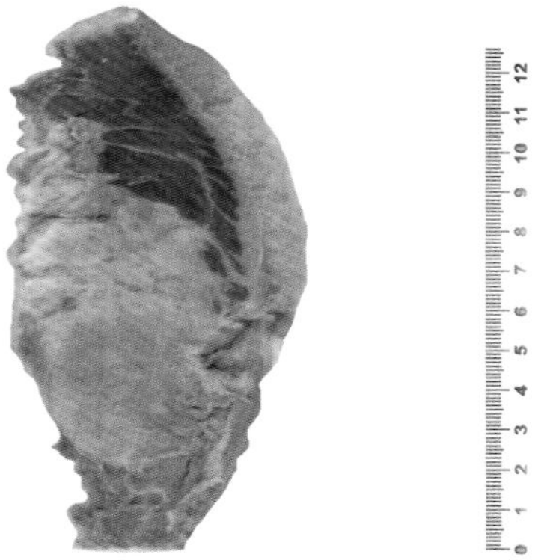

乳腺癌

肉眼：乳腺切面可见灰白色肿瘤组织，质硬，无包膜，向周围脂肪组织浸润性生长。肿瘤周围纤维组织增生收缩，导致乳头内陷；肿瘤细胞阻塞真皮内淋巴管，使表面皮肤呈橘皮样外观。

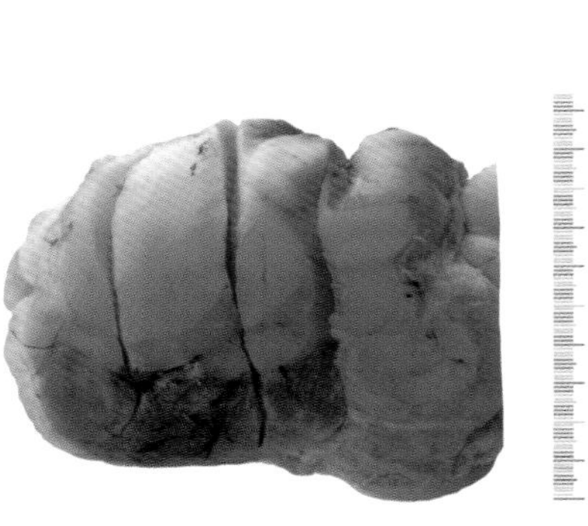

（皮下）脂肪瘤

眼：肿瘤呈分叶状，大小约 11 cm × 10 cm × 4 cm，有包膜，黄色，质地柔软，似脂肪组织。

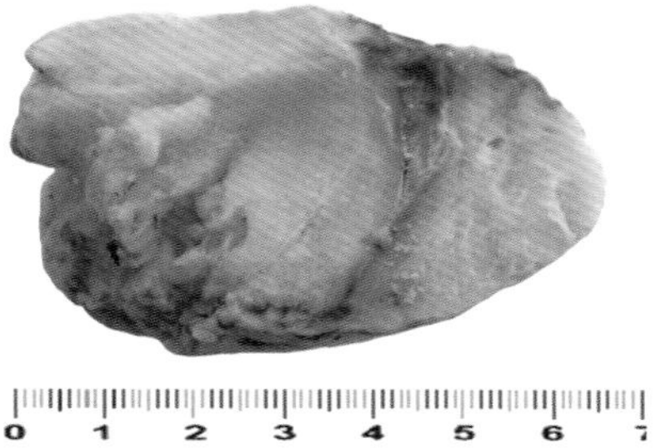

（腹膜后）脂肪肉瘤

肉眼：肿瘤约 7 cm × 6 cm × 4 cm，呈分叶状，表面有部分假包膜。切面灰白、灰黄色，质地坚实细腻似鱼肉状，局部伴出血。

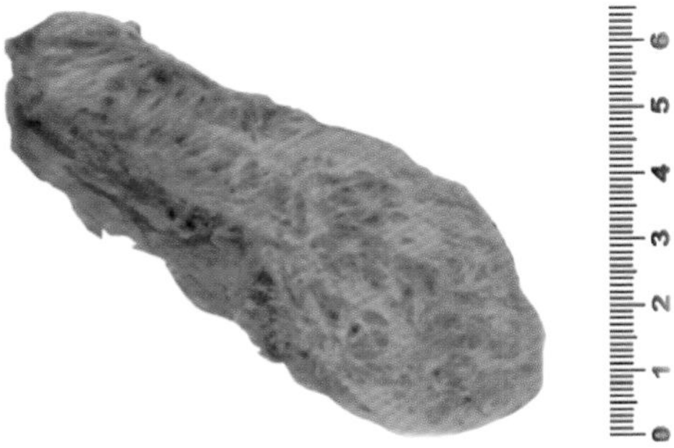

（皮下）纤维瘤

肉眼：肿瘤结节状，鸡蛋大小，包膜完整，质坚韧。切面呈灰白色，可见纵横交错的编织状纹理。

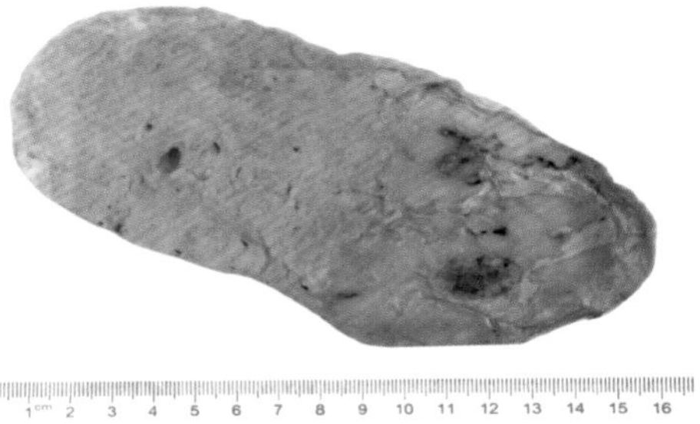

（皮下）纤维肉瘤

肉眼：肿瘤大小约 5 cm × 3.5 cm，结节状，无明显包膜
切面灰白或灰红色、湿润，质较软，似鱼肉状，
出血、坏死。

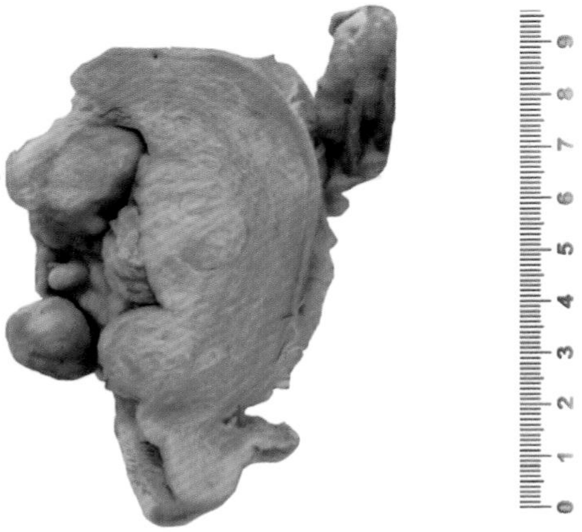

多发性子宫平滑肌瘤

肉眼：子宫黏膜下、肌壁间可见多个大小不一的结节状肿块，界清，无包膜，质韧；切面灰白色，有编织状或旋涡状纹理。

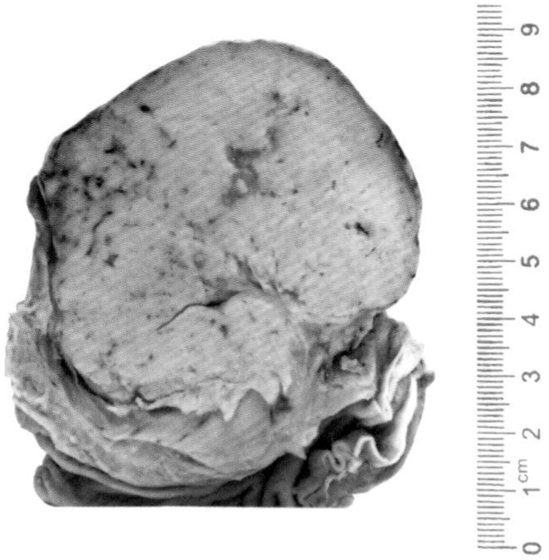

小肠平滑肌肉瘤

肉眼：肠壁肌层可见一直径约 7 cm 的结节状肿块，无包膜
切面呈鱼肉状，伴出血、坏死。相应肠壁的浆膜
明显充血。

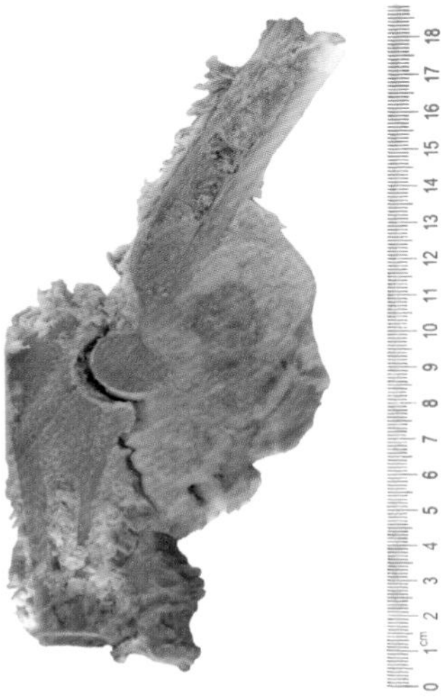

肱骨软骨肉瘤

肉眼：肱骨下端骨膜上可见一约鸭蛋大小的梭形肿块，
包膜。切面呈灰白色半透明状，伴出血、坏死。
瘤组织呈浸润性生长，破坏部分骨密质。

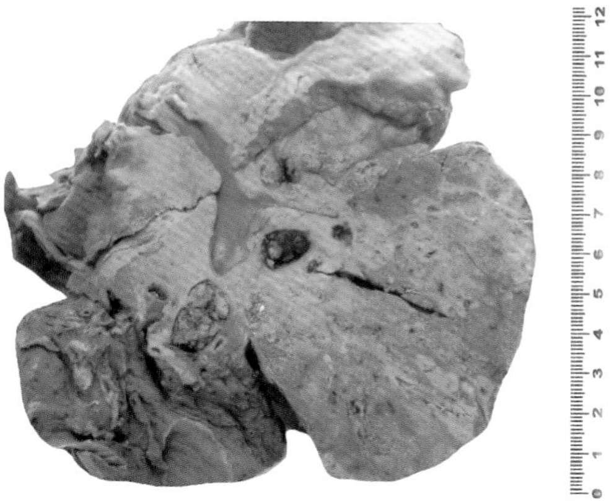

中央型（肺门型）肺癌

眼：右肺切面可见一个巨大肿块，呈灰白色、质实、边界不清。肿块包绕支气管使其受压，管腔变窄，右肺上、下叶萎缩；肺门淋巴结肿大，切面呈灰白色（淋巴道转移）；肿块向周围肺组织浸润性生长（直接蔓延）。肺膜粗糙凸凹不平。

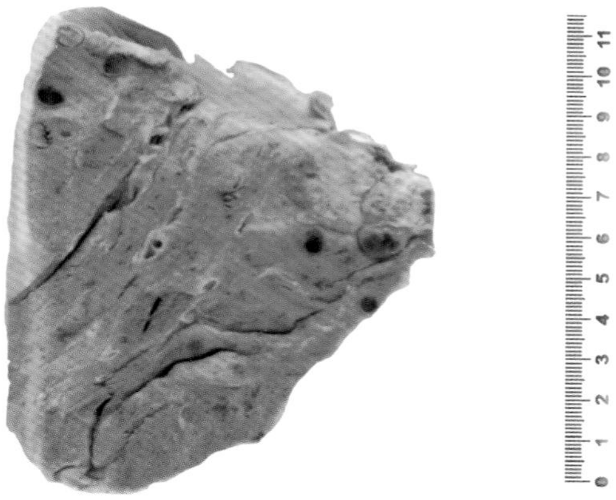

肺转移性绒癌

肉眼：肺表面和切面可见多个黄豆大小、灰黑色的球形病灶（血道转移瘤）。肿瘤散在分布，与周围组织界限清楚。

（二）组织切片

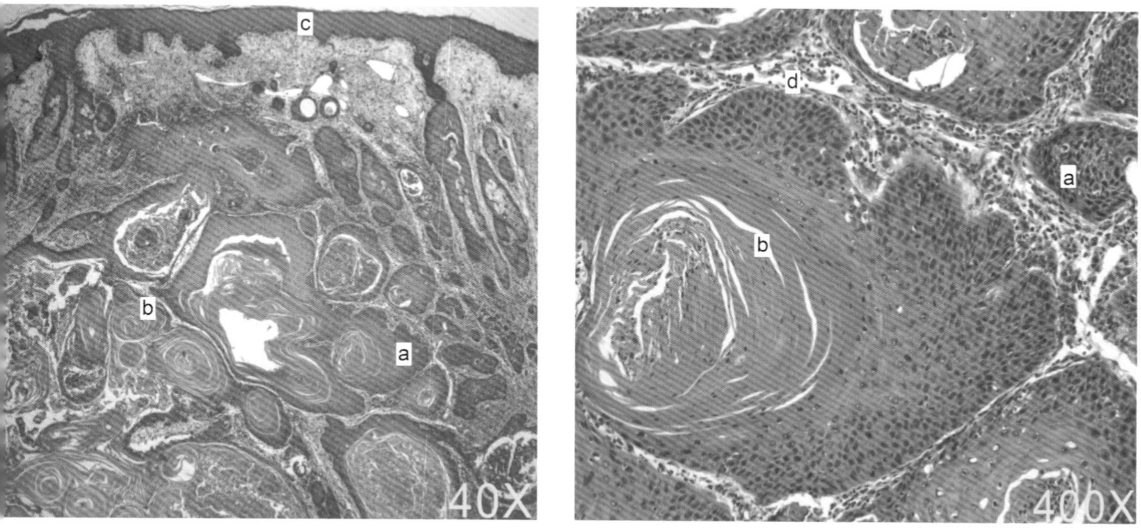

皮肤鳞状细胞癌（高分化）–1

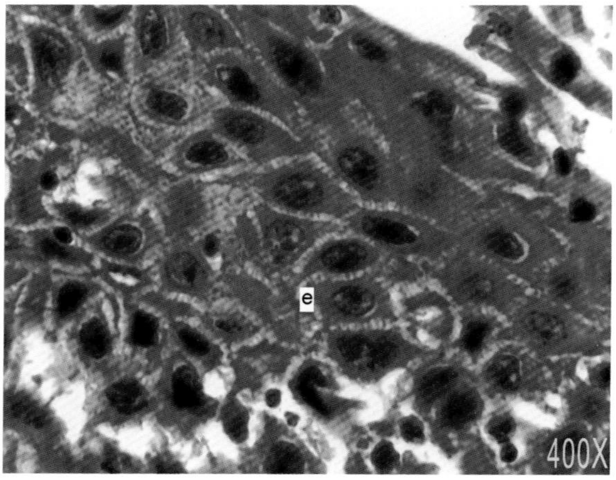

皮肤鳞状细胞癌（高分化）-2

镜下：低倍镜下，癌细胞呈不规则的巢状分布，向深层织浸润性生长，癌巢与间质分界清楚。高倍镜下癌巢由多层细胞构成，最外围的细胞体积较小，深染而胞质少，似基底层细胞，故称之为基底细样癌细胞。中层细胞呈多角形，可见细胞间桥，胞异型性明显，有较多核分裂象。癌巢中央可见化珠，间质有淋巴细胞浸润。

a：形态不规则的癌巢；b：癌巢中央同心圆状癌
c：皮肤表面鳞状上皮；d：基底细胞样癌细胞；e：胞间桥。

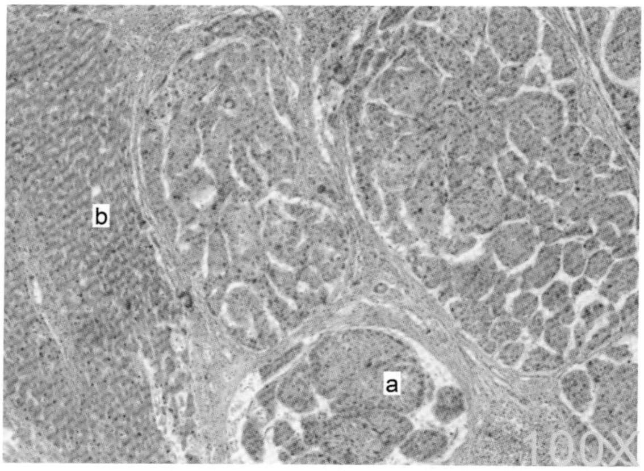

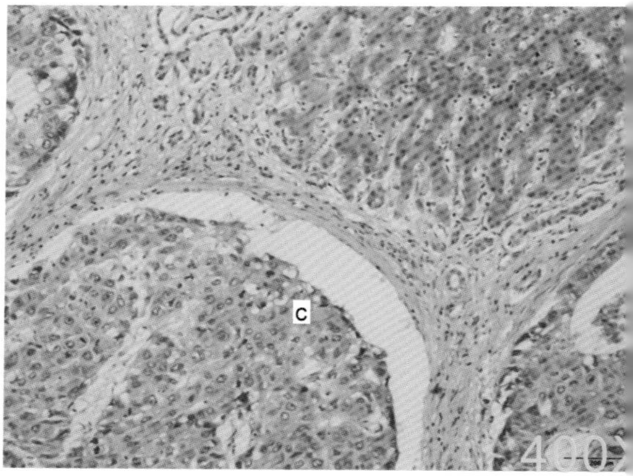

原发性肝癌（肝细胞癌）

镜下：低倍镜下，肝癌细胞呈巢状分布，排列呈不规则团块状，其内血管丰富似肝血窦。部分区域有坏死，癌巢周围有多纤维组织分布。高倍镜下，癌细胞异型性明显，细胞大小不等，核增大，染色较深，染色质呈颗粒状，核仁明显嗜酸性，部分细胞有双核或多核，核分裂象多见，可见病理性核分裂。间质内可见少量淋巴细胞浸润，癌结节外可见少量残存、压迫萎缩的肝细胞条索。

a：肝癌癌巢；b：压迫萎缩的肝细胞条索；c：癌细胞大小不等，核染色较深，核分裂象可见。

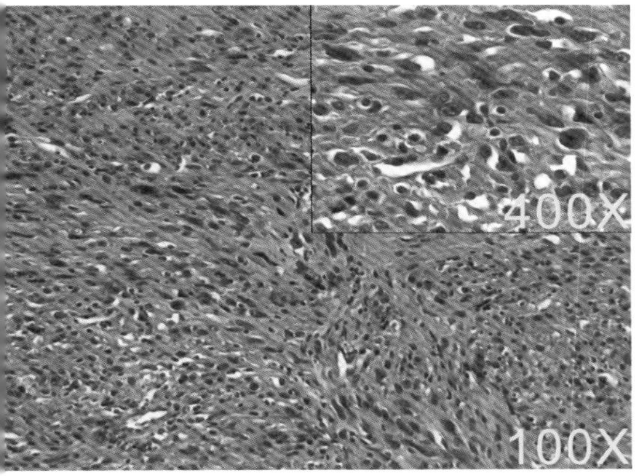

子宫平滑肌肉瘤

下：瘤细胞弥漫性分布，纵横交错排列。右上方图可见瘤细胞的大小和形态不一（多形性），异型性明显，以梭形为主，伴圆形或不规则形细胞。细胞核大深染，核仁明显。肿瘤细胞凝固性坏死和核分裂象不明显。

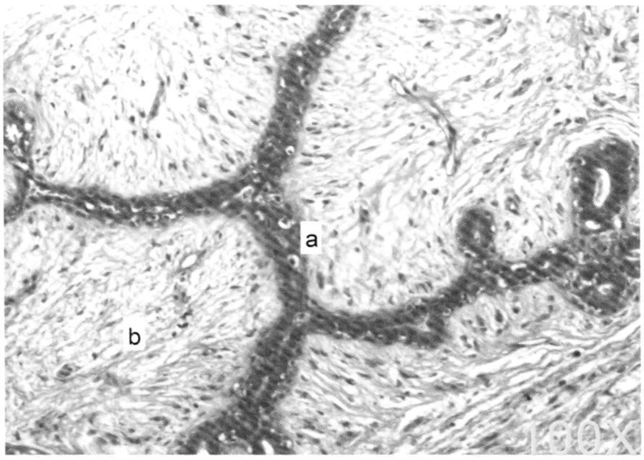

乳腺纤维腺瘤

镜下：肿瘤组织内有增生的腺体，与乳腺导管相似，但不形成明显的小叶结构，无导管；腺体周围见增生的纤维组织，与增生的腺体共同构成肿瘤实质。肿瘤一侧可见肿瘤包膜。
a：增生的腺体；b：腺体周围增生的纤维组织。

【作　业】

绘图并描述皮肤鳞状细胞癌（高分化）的镜下所见。

【思考题】

1. 在观察组织切片时，肿瘤的异型性体现在哪些方面？
2. 体表的肿瘤如何通过询问病史和体格检查，来初步确定它是良性肿瘤还是恶性肿瘤？
3. 在显微镜下“癌”和“肉瘤”主要的区别有哪些？
4. 请以胃癌为例，说明恶性肿瘤的生长方式和扩散途径。

实验五　心血管系统疾病

[目的和要求] (1) 观察大体标本，掌握主动脉粥样硬化、脑动脉粥样硬化、高血压心脏病、原发性颗粒性固缩肾、慢性心瓣膜病的形态学病变特点。

(2) 观察组织切片，掌握粥样斑块及风湿小体的组织学病变特点。

一、大体标本

胸主动脉粥样硬化
双侧椎动脉粥样硬化
高血压性心脏病（见实验一）
原发性颗粒性固缩肾
慢性心瓣膜病
慢性心瓣膜病（二尖瓣狭窄）
亚急性心内膜炎

二、组织切片

主动脉粥样硬化
冠状动脉粥样硬化
风湿性心肌炎

三、彩图

（一）大体标本

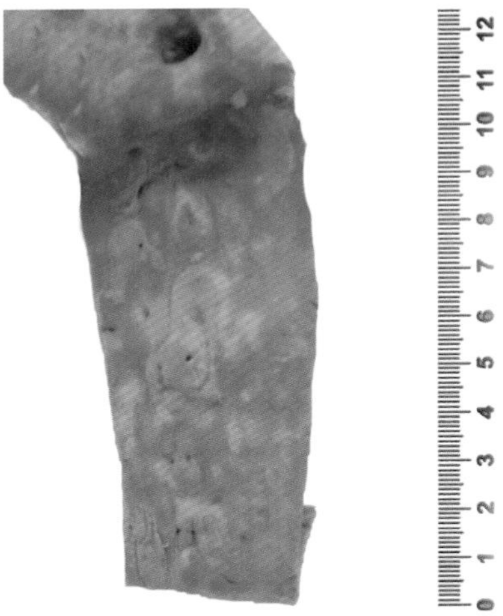

胸主动脉粥样硬化

肉眼：动脉内膜不光滑，可见多处散在点状、条纹状或斑块状隆起的病灶，灰黄色或瓷白色，部分病灶已开始溃破；其中以肋间动脉开口处病变最为严重。

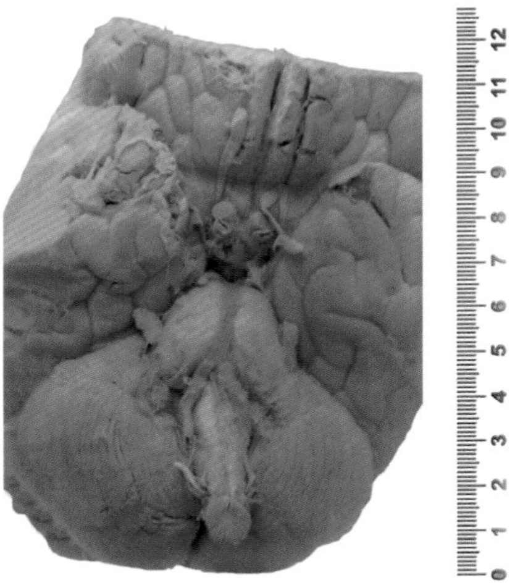

双侧椎动脉粥样硬化

肉眼：透过血管壁可见双侧椎动脉内有数个米粒大小的黄色病灶；相应部位血管壁稍向外突起。病变导致管管腔狭窄、闭塞；脑沟加深、加宽（脑萎缩）。

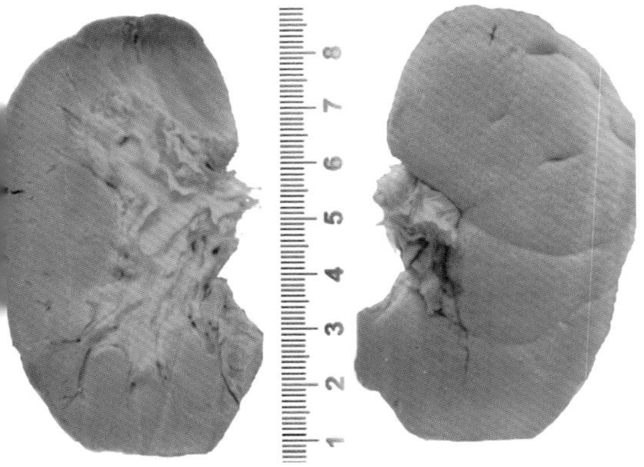

原发性颗粒性固缩肾

眼：肾脏体积缩小，灰褐色，质硬。肾表面凸凹不平呈细颗粒状；切面可见肾皮质变薄（正常厚0.3 ~ 0.6 cm），皮、髓质界限模糊；肾盂周围脂肪组织增多；弓形动脉管壁明显增厚，管口哆开（喇叭口状）。

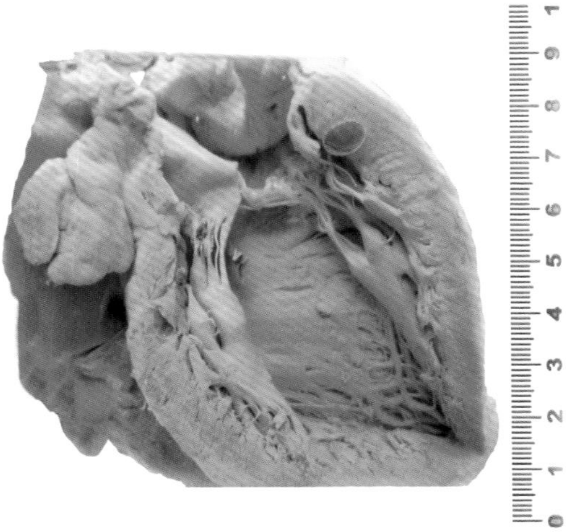

慢性心瓣膜病

肉眼：二尖瓣瓣膜增厚变硬、卷曲、缩短，瓣叶间互相粘连。瓣膜闭锁缘可见灰白色、半透明、成行排列的疣状赘生物。腱索增粗缩短、融合、断裂和出血，乳头肌肥大。左心室壁肥厚，左心室腔扩张（离心性肥大）。

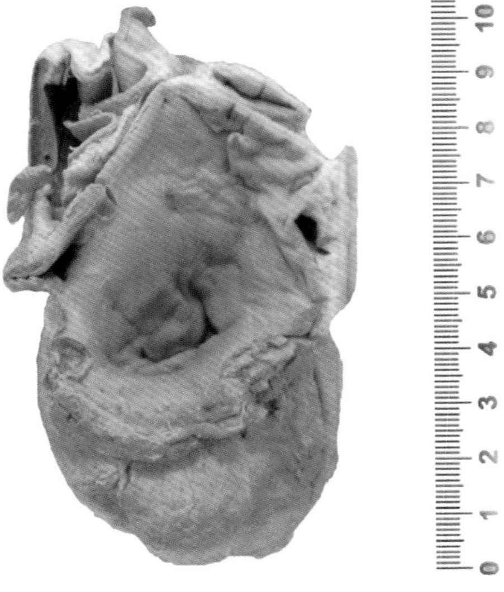

慢性心瓣膜病（二尖瓣狭窄）

肉眼：二尖瓣瓣膜呈灰白色，增厚变硬，瓣膜交界处有轻度粘连，瓣膜口变窄呈鱼口状（正常瓣膜口面积5 cm^2，可通过两个手指）。左心房明显扩张，左心室萎缩。

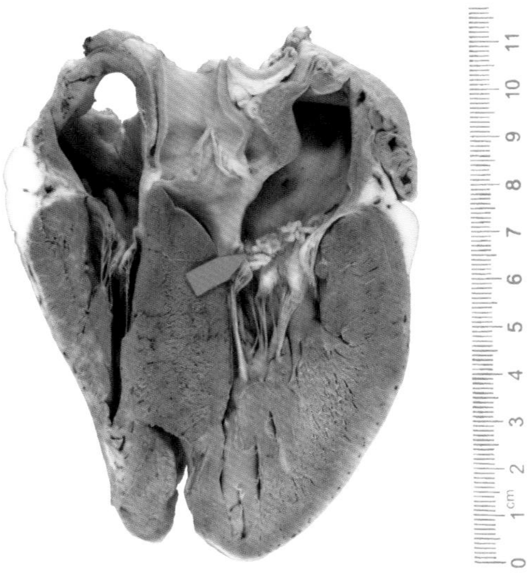

亚急性心内膜炎

肉眼：二尖瓣闭锁缘可见棕褐色赘生物，形状不规则，质地松脆。瓣膜轻度增厚。左心室壁明显增厚。

（二）组织切片

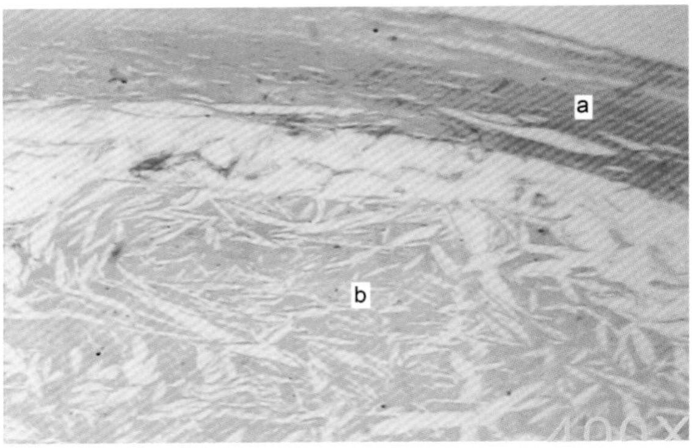

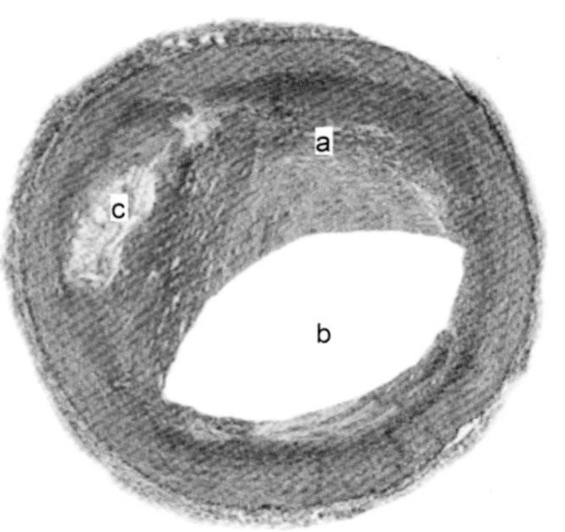

主动脉粥样硬化

镜下： 主动脉内膜可见局部增厚隆起的斑块，斑块表层为玻璃样变性的纤维帽（a），其下可见淡红染无结构的坏死组织，其中含有许多呈针形或菱形裂隙的胆固醇结晶（b）以及少量紫蓝色钙盐沉着。中膜受压萎缩变薄。

冠状动脉粥样硬化

镜下： 冠状动脉内膜呈半月形增厚（a），管腔偏心性狭（b）。斑块表层为玻璃样变性的纤维帽，其下脂质积（c）。

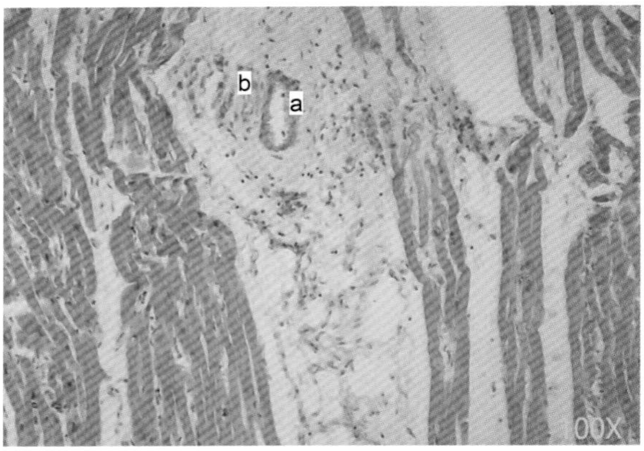

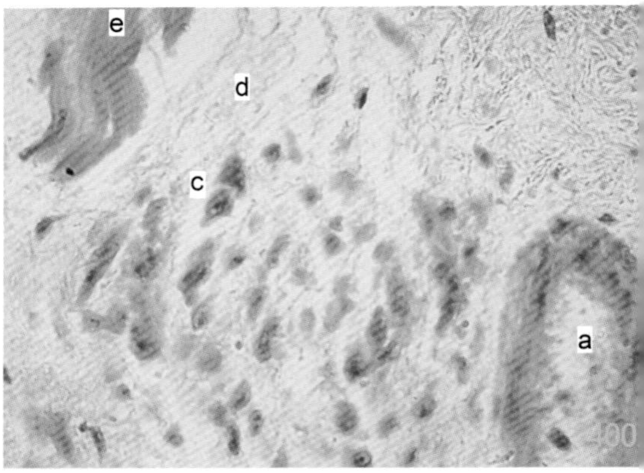

风湿性心肌炎

镜下： 低倍镜下，心肌间质小血管旁（a）可见梭形小体，即风湿小体（b）。高倍镜下，风湿小体主要由风湿细胞（c）纤维素样坏死物质（d）组成。风湿细胞体积较大，圆形或多边形，胞质丰富，偏嗜碱性；核大呈圆形或椭圆形，核或多核，核膜清楚，染色质集于中央，横切面状如枭眼，纵切面如毛虫。纤维素样坏死物呈红染索状或絮状。内可见少量淋巴细胞浸润。心肌纤维（e）无明显病理改变。

【作　业】

绘图并描述风湿性小体的镜下所见。

【思考题】

1. 动脉粥样硬化主要发生在哪些类型的动脉？其基本病变有哪些？
2. 冠状动脉粥样硬化的病变特点是什么？可以引起哪些严重后果？
3. 原发性高血压病的基本病变是什么？严重时会导致哪些脏器发生病理改变？
4. 何谓高血压性心脏病？随着高血压病的发展，心脏从代偿到失代偿的病理变化有哪些？
5. 请用原发性颗粒性固缩肾的镜下变化解释其大体形态表现。

实验六 呼吸系统疾病

目的和要求］（1）观察大体标本，掌握大叶性肺炎、小叶性肺炎和支气管扩张症的形态学病变特点。

（2）观察组织切片，掌握大叶性肺炎和小叶性肺炎的组织学病变特点。

一、大体标本

左肺下叶大叶性肺炎（灰色肝样变期）
小叶性肺炎
支气管扩张症
肺气肿
中央型（肺门型）肺癌（见实验四）

二、组织切片

大叶性肺炎（灰色肝样变期）
小叶性肺炎

三、彩图

（一）大体标本

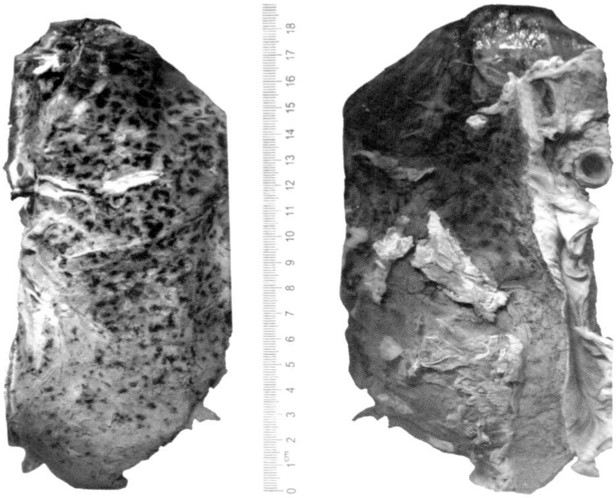

左肺下叶大叶性肺炎（灰色肝样变期）

肉眼：左肺下叶大部分实变，肺叶轻度肿胀，切面干燥呈颗粒状，灰白色，质实如肝。左肺下叶可见肺膜增厚。

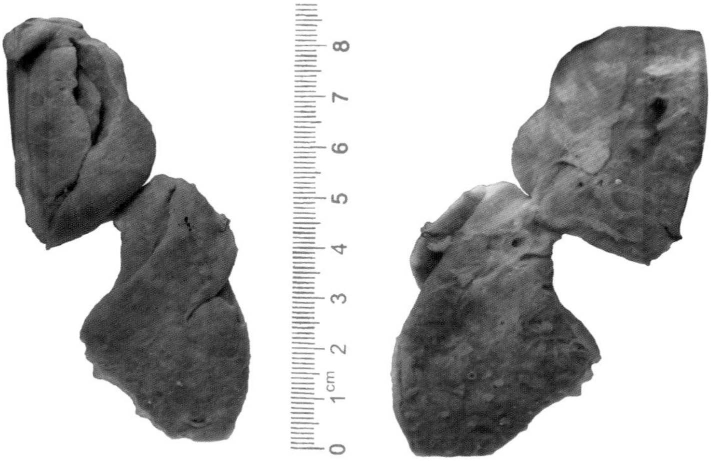

小叶性肺炎

肉眼： 肺组织表面散在分布芝麻大至黄豆大的病灶，灰白、灰黄色，多数直径在 0.5 ～ 1.0 cm，以下叶和背侧多见，部分病灶融合。切面病灶中央可见细支气管断面。病变未累及胸膜。

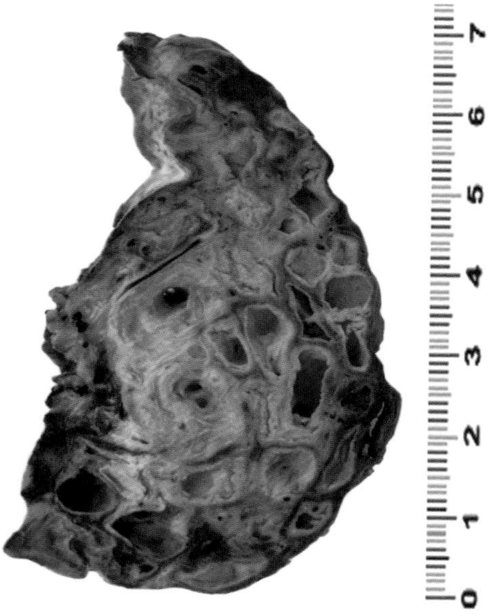

支气管扩张症

肉眼： 肺切面呈蜂窝状，靠近胸膜的小支气管呈囊状扩张，管壁增厚，黏膜表面粗糙；扩张的支气管腔内有脓性渗出物覆盖。周围肺组织受压萎缩。

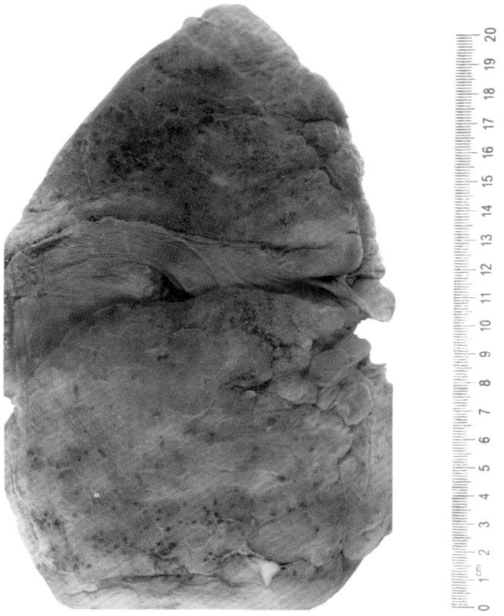

肺气肿

肉眼： 肺组织体积显著膨大，边缘圆钝。靠近肺膜处可见多个含气囊腔，囊壁菲薄、透亮（肺大泡）。

（二）组织切片

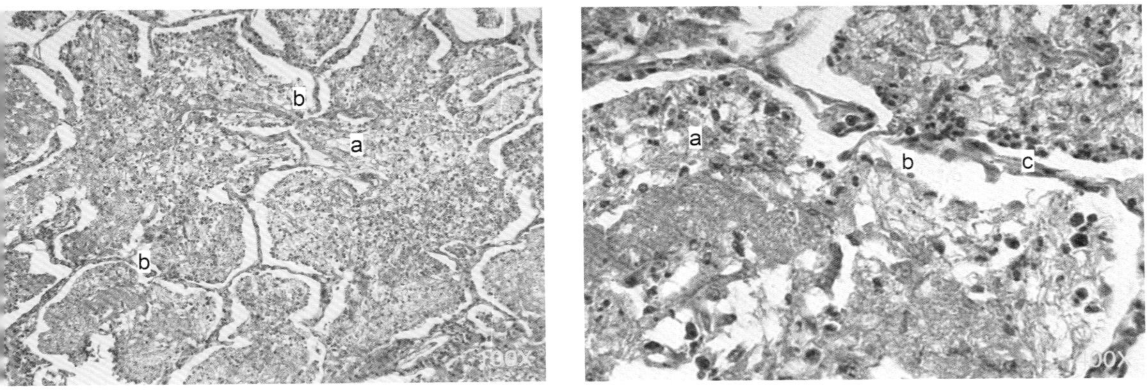

大叶性肺炎（灰色肝样变期）

镜下：低倍镜下，大部分肺组织实变，肺泡内充满渗出物（a），肺泡间隔结构完整。高倍镜下，肺泡腔内渗出物主要成分为纤维蛋白和中性粒细胞（多数已变性坏死），可见纤维蛋白经相邻肺泡间孔互相连接现象（b）。肺泡间隔较薄，毛细血管受压呈缺血状（c）。局部脏层胸膜表面可见炎性渗出物。

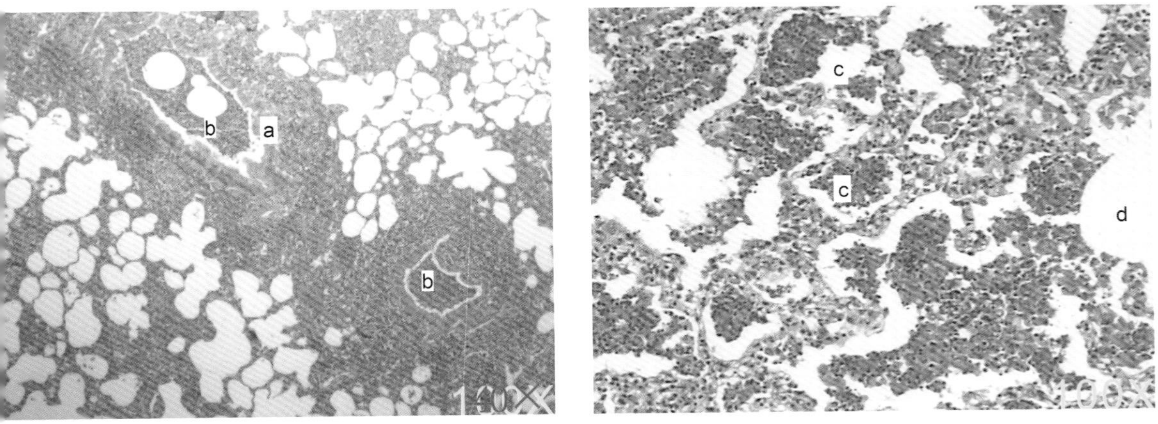

小叶性肺炎

镜下：低倍镜下，病灶以细支气管为中心散在分布（a）。细支气管黏膜上皮坏死脱落，管腔内大量炎症细胞渗出（b）。高倍镜下，细支气管周围小叶范围内的肺组织可见明显的炎症渗出，肺泡腔内渗出的炎症细胞主要为中性粒细胞（c），其中也有少量巨噬细胞，肺泡上皮亦有坏死脱落。病灶周围肺组织有代偿性肺气肿改变（d）。

【作 业】

绘图并描述大叶性肺炎（灰色肝样变期）的镜下所见。

【思考题】

1. 根据大叶性肺炎标本的病理变化，患者会出现哪些症状和体征？

2. 简述小叶性肺炎的病理变化，并解释其临床表现。

3. 根据肺气肿和支气管扩张的病变所见，如何理解和解释这些疾病发展到后期所导致的肺动脉高压形成？还有哪些肺部疾病可通过肺动脉高压引起肺心病？

实验七　消化系统疾病

[目的和要求] (1) 观察大体标本，掌握胃溃疡、阑尾炎、病毒性肝炎、肝硬化和消化系统
见肿瘤的形态学病变特点。

(2) 观察组织切片，掌握慢性萎缩性胃炎、消化性溃疡、病毒性肝炎、肝硬
的组织学病变特点。

一、大体标本

胃溃疡
急性阑尾炎
急性重型肝炎（急性黄色肝萎缩）
小结节性肝硬化（门脉性肝硬化）
食管癌（蕈伞型）
食管癌（髓质型）
胃癌（浸润型）
胃癌（溃疡型）
大肠多发性息肉状腺瘤恶性变
大肠癌（溃疡型）（见实验四）
原发性肝癌（巨块型）
原发性肝癌（多结节型）

二、组织切片

慢性萎缩性胃炎
胃溃疡
肝硬化（小结节性）
急性普通型病毒性肝炎

三、彩图

（一）大体标本

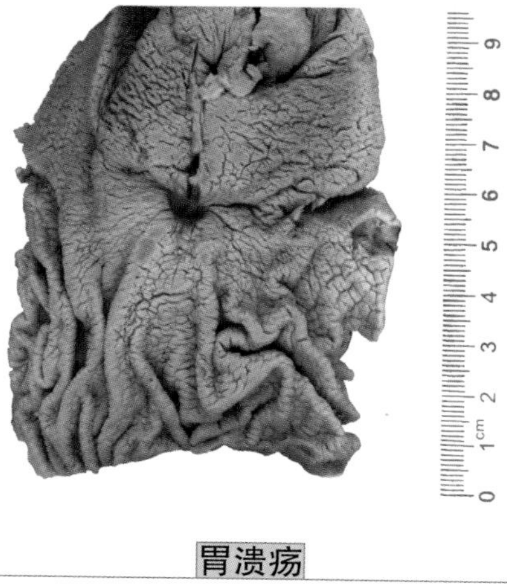

胃溃疡

肉眼： 胃小弯近幽门处可见一直径约 1 cm、较深的圆形溃疡，其边缘整齐，状如刀切，底部平坦有少量炎性渗出物。溃疡周围黏膜皱襞因受溃疡底部瘢痕收缩牵拉而呈放射状。

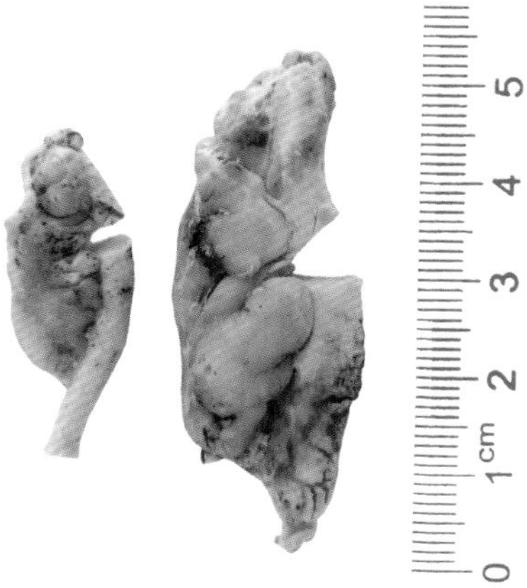

急性阑尾炎（左侧为单纯性，右侧为化脓性）

肉眼： 左侧阑尾轻度肿胀，浆膜面充血、失去正常光泽，有少量渗出物附着。右侧阑尾明显肿胀，浆膜血管扩张充血明显，有大量黄白的脓性渗出物附着。

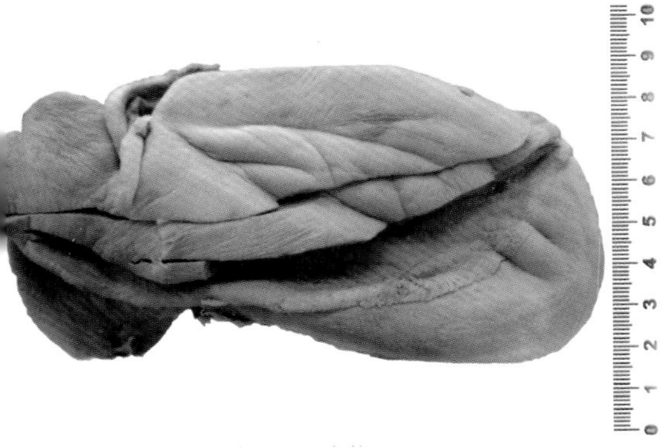

急性重型肝炎（急性黄色肝萎缩）

肉眼：肝脏体积缩小，重量减轻，边缘锐利。被膜皱缩，质地柔软，表面及切面呈黄色（胆红素），部分区域为红褐色（出血）。

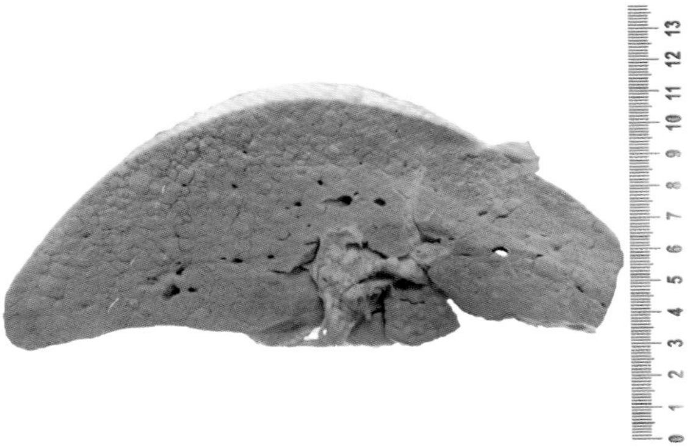

小结节性肝硬化（门脉性肝硬化）

肉眼：肝脏体积缩小，重量减轻，表面及切面可见弥漫分布的小结节，直径多在 0.1 ～ 0.5 cm，结节间有收缩下陷的灰白色纤维组织。肝质地变硬，切面边缘锐利。

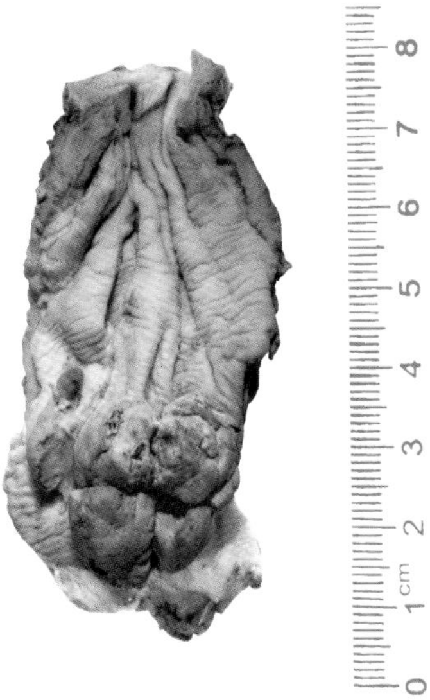

食管癌（蕈伞型）

肉眼：食管下段可见直径约 3 cm 的不规则形肿块，突入食管管腔（外生性生长），局部伴有坏死、糜烂和出血。

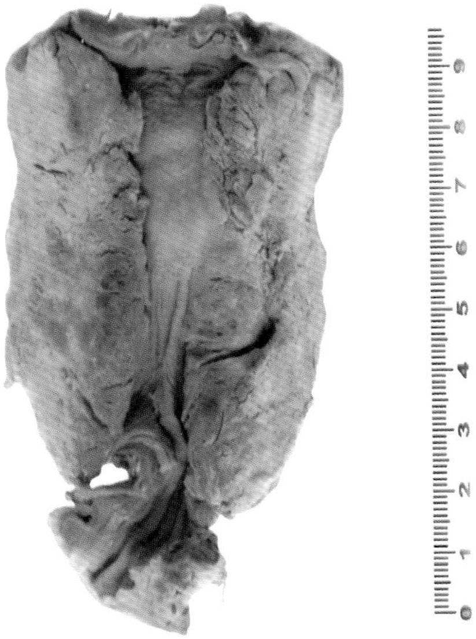

食管癌（髓质型）

肉眼：食管黏膜皱襞消失，肿瘤呈灰白色浸润于食管壁全层，使食管壁增厚变硬，管腔狭窄。肿瘤上段可见食管扩张，下段食管萎缩。

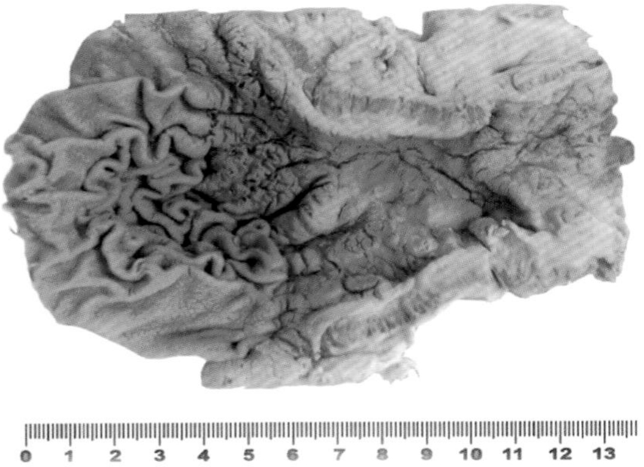

胃癌（浸润型）

肉眼： 大部分胃壁增厚、变硬（因灰白色癌组织浸润性生长所致），相应胃黏膜皱襞消失，胃腔变得狭小。

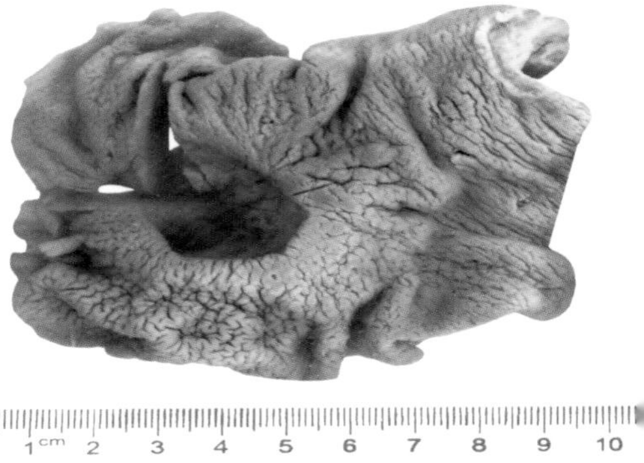

胃癌（溃疡型）

肉眼： 癌组织坏死脱落形成溃疡。溃疡形态不规则，直约 3 cm，边缘隆起呈火山口状，底部不平坦，质硬有出血。

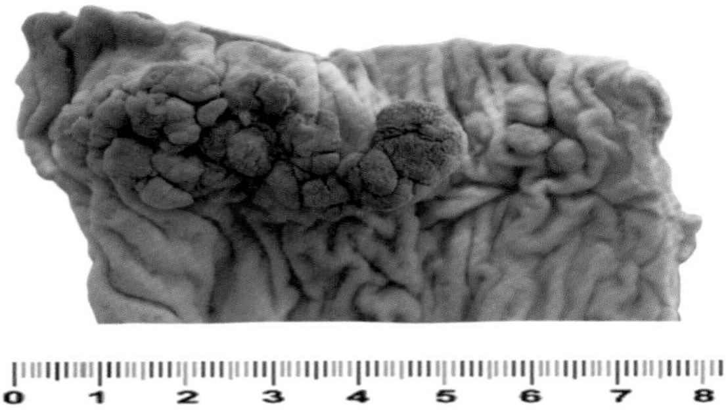

大肠多发性息肉状腺瘤恶性变

肉眼： 肠黏膜表面可见多个息肉状突起物，大小不等，基，灰白或灰黑色。部分息肉表面可见出血、坏和糜烂。

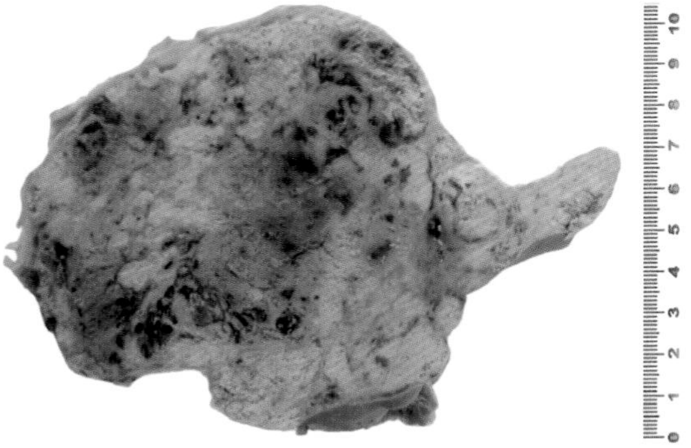

原发性肝癌（巨块型）

肉眼： 肝表面凹凸不平，切面可见肝右叶有一直径约 10 cm 的结节状肿块，肿块内可见坏死、出血及小血管内癌栓形成。肝左叶有肝硬化改变。

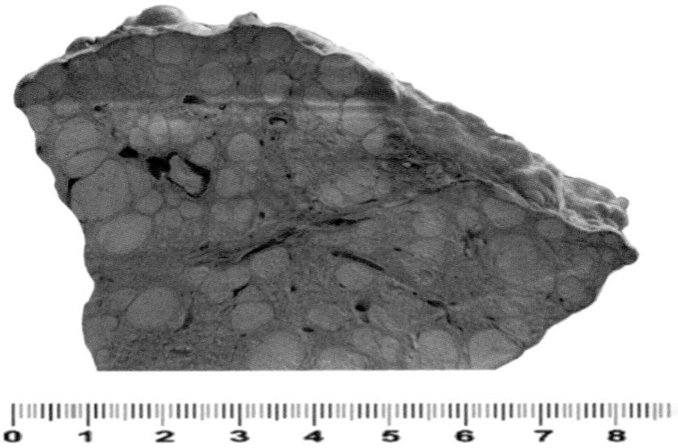

原发性肝癌（多结节型）

肉眼： 肝表面和切面散布数十个结节状肿物，灰白色，形和椭圆形，大小不一，部分可见出血。

（二）组织切片

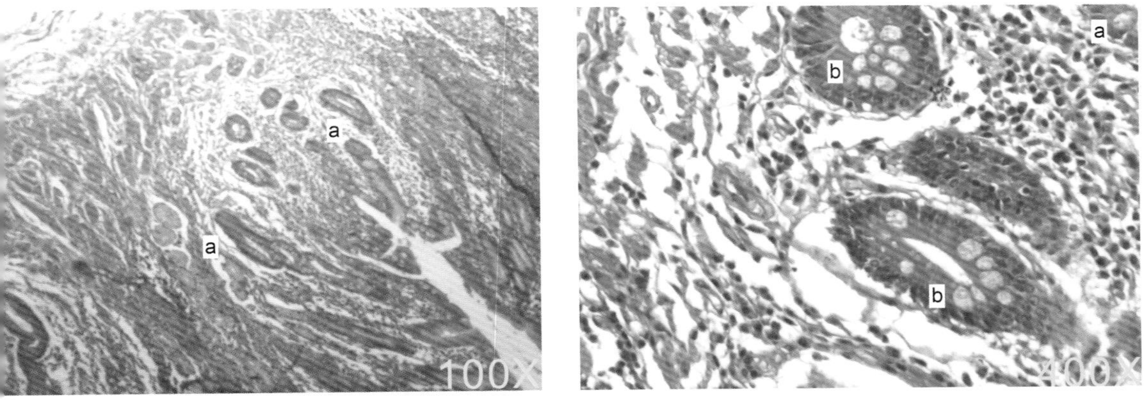

慢性萎缩性胃炎

下：低倍镜下，胃黏膜全层内有不同程度的炎症细胞（主要是淋巴细胞和浆细胞）浸润，局部有淋巴滤泡形成；胃黏膜固有层腺体萎缩，数量减少（a），个别腺体呈囊性扩张，间质内可见纤维组织增生。高倍镜下，部分胃黏膜上皮细胞被肠型腺上皮替代（可见杯状细胞）（b），又称为肠上皮化生。

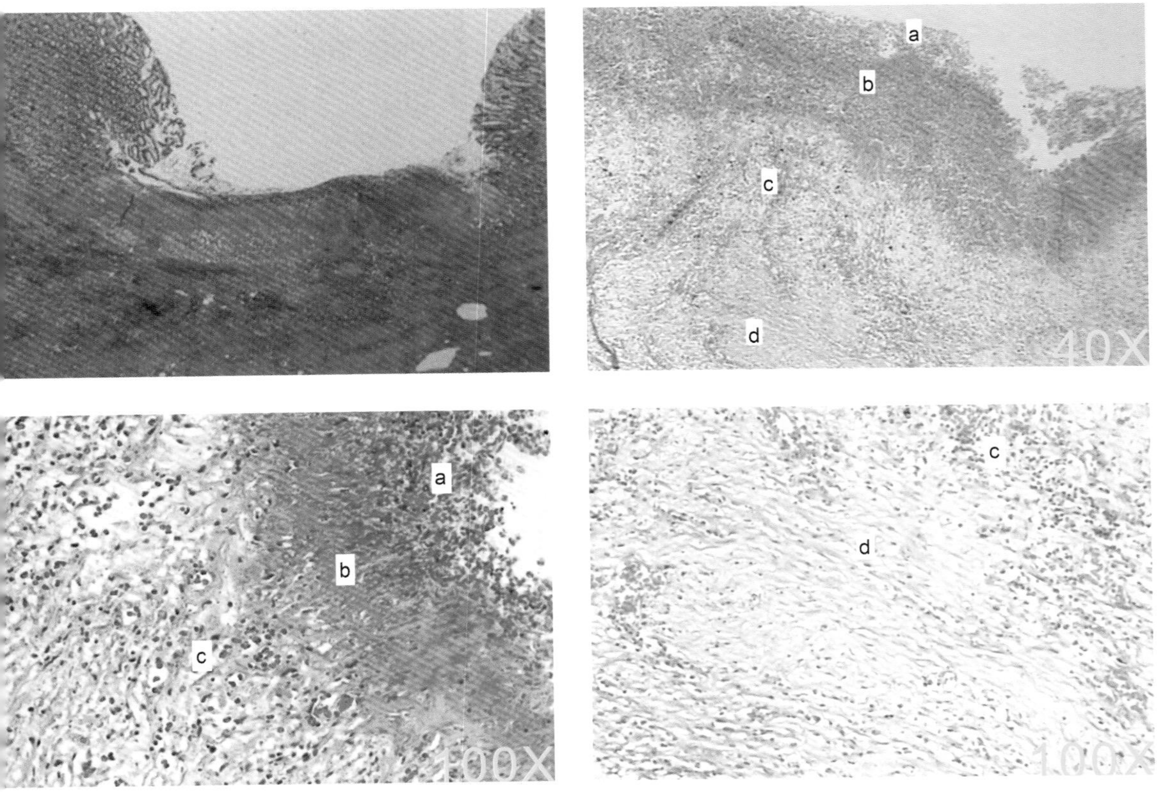

胃溃疡

镜下：低倍镜下，溃疡底部可见四层结构。最表面是薄层炎性渗出层（a），其下为坏死层（b）；坏死层下方的肉芽组织层内可见大量新生毛细血管垂直于创面生长（c），第四层为瘢痕层（d）。高倍镜下，渗出物主要为中性粒细胞及纤维蛋白（a）；其下可见红染无结构的坏死物（b）；肉芽组织层内可见成纤维细胞、毛细血管及大量炎症细胞浸润（c）；瘢痕层主要为玻璃样变的胶原纤维构成（d）。

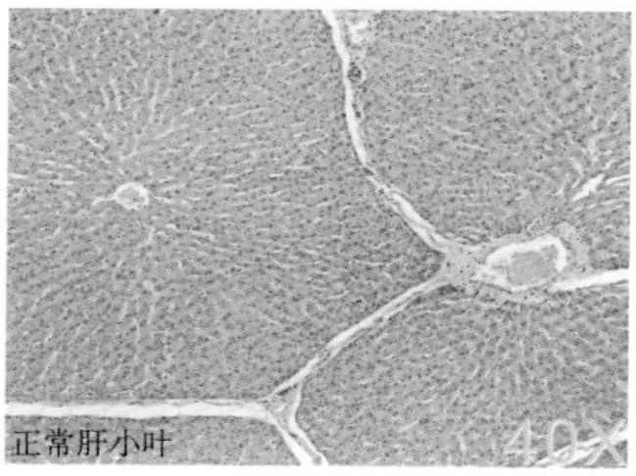

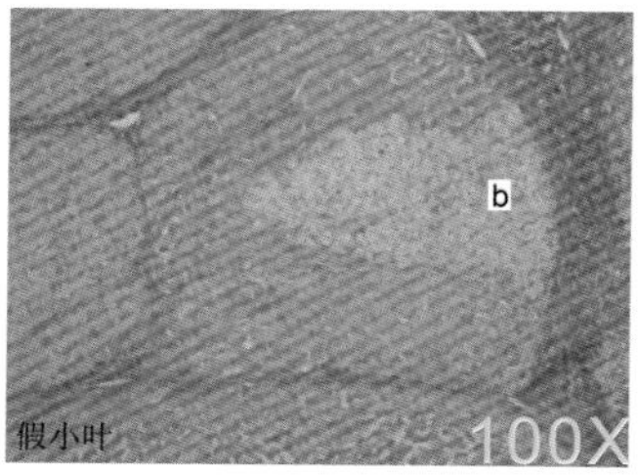

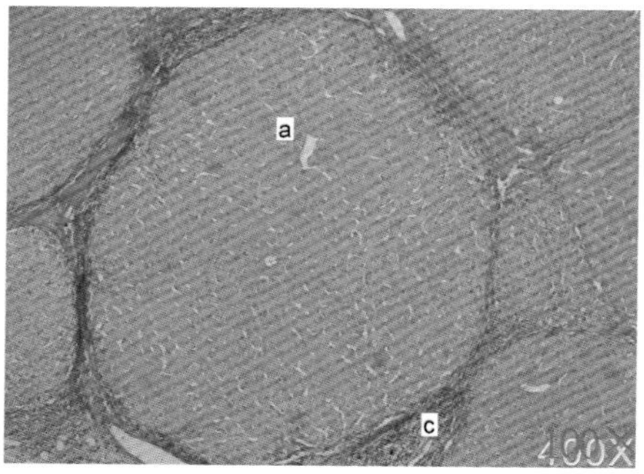

肝硬化（小结节性）

镜下：低倍镜下，肝内有广泛的结组织增生，将原来的肝小叶隔包绕呈大小不一、类圆形假小叶，肝被膜凹凸不平。倍镜下，假小叶内的肝细胞列紊乱，中央静脉偏位（a缺如或多个。部分肝细胞水变性（b）及其他损伤性改有时在假小叶内可以找到门区，假小叶间结缔组织增生以淋巴细胞为主的炎症细胞润（c），并见较多胆管样结

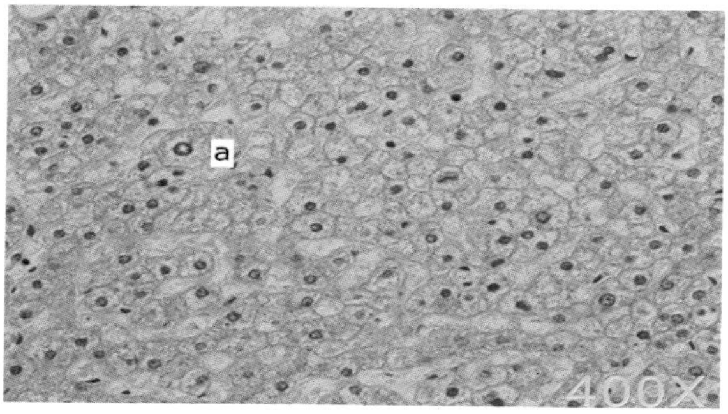

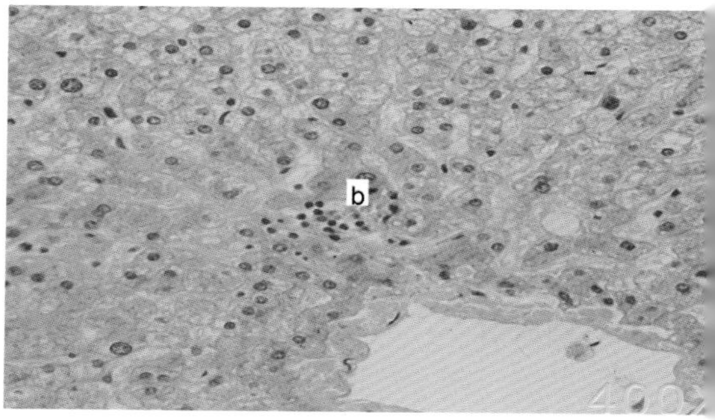

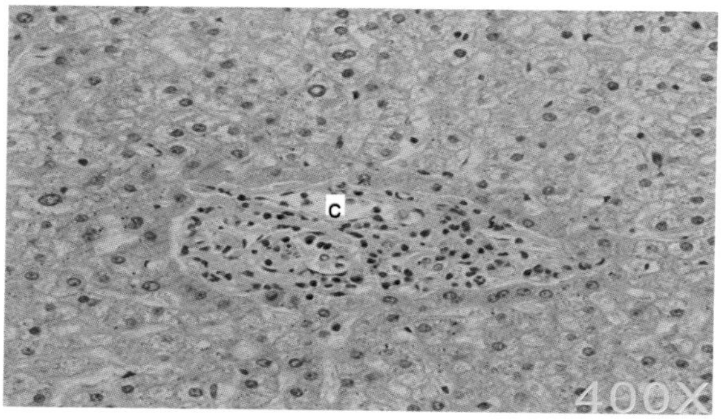

急性普通型病毒性肝炎

镜下：肝小叶结构完整，肝细胞弥漫性肿胀，胞质疏松化染，部分肝细胞气球样变（a）。肝细胞排列紧密，血窦受压变窄或消失。偶可见肝细胞点状坏死（b）门管区有少量以淋巴细胞为主的炎症细胞浸润（c）。

【作　业】

绘图并描述假小叶的镜下所见。

【思考题】

1. 慢性萎缩性胃炎的形态学标志是什么？
2. 胃、十二指肠溃疡的好发部位、病理变化特点及并发症有哪些？
3. 病毒性肝炎的常见类型有哪些？各类型肝炎有何病变特点？如何解释其临床表现？
4. 肝硬化的病理变化特点是什么？如何解释其临床表现？
5. 食管癌、胃癌和肠癌在大体类型上有无共性？

实验八　泌尿系统、生殖系统和乳腺疾病

目的和要求］（1）观察大体标本，掌握急性肾炎、慢性肾小球肾炎、慢性肾盂肾炎的形态学病变特点。

（2）观察组织切片，掌握毛细血管内增生性肾小球肾炎、膜性肾病、慢性肾小球肾炎的组织学病变特点。

、大体标本

急性肾炎（蚤咬肾）（见实验二）
继发性颗粒性固缩肾
慢性肾盂肾炎
肾细胞癌
输尿管移行上皮癌（伴肾压迫性萎缩）
子宫平滑肌瘤
子宫内膜腺癌（弥漫型）
葡萄胎
葡萄胎恶性变
肺转移性绒癌（见实验四）
卵巢黏液性囊腺瘤（见实验四）
卵巢黏液性囊腺瘤恶性变（见实验四）
卵巢畸胎瘤
乳腺癌（见实验四）

二、组织切片

膜性肾病
慢性肾小球肾炎
子宫颈上皮内瘤变Ⅱ级
子宫颈原位癌

三、彩图

（一）大体标本

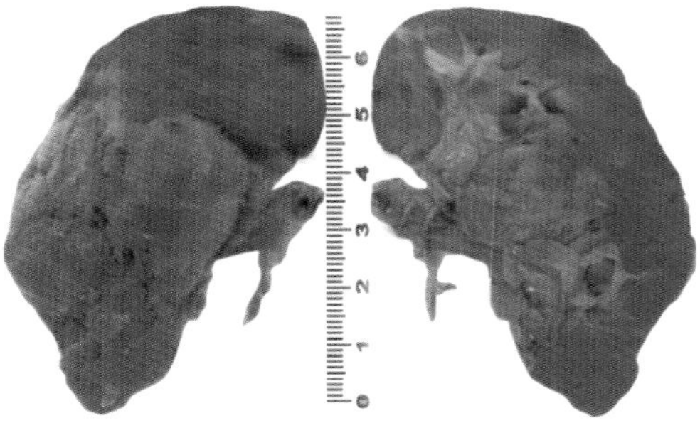

正常肾脏

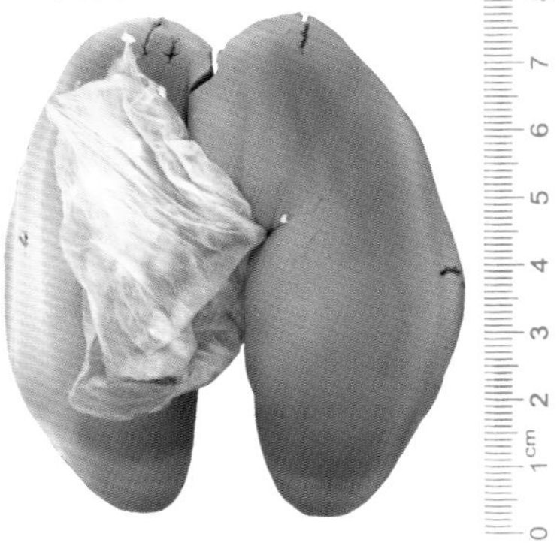

继发性颗粒性固缩肾

肉眼： 肾脏体积明显缩小，重量减轻，约 40 g（正常成人约 150 g），色深，被膜与皮质粘连。肾脏表面弥漫性分布大小一致的细颗粒，切面肾皮质变薄（正常肾皮质厚 0.3 ～ 0.6 cm），皮、髓质分界不清。血管未见明显改变。肾盂周围脂肪组织相对增多。
右图为正常肾脏对照图。

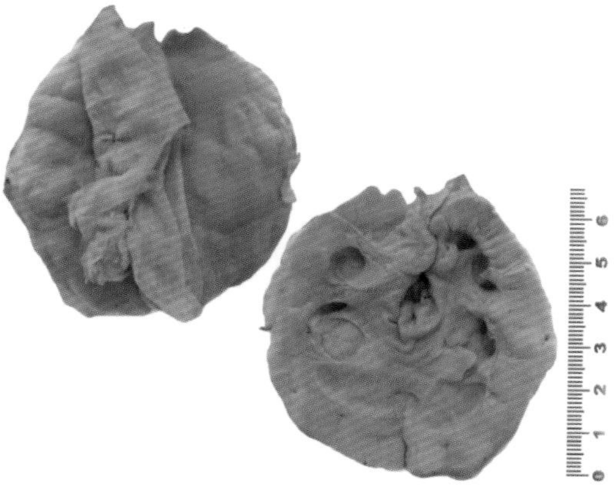

慢性肾盂肾炎

肉眼： 肾脏体积缩小，重量减轻，约 45 g（正常成人 150 g），肾被膜增厚与皮质轻度粘连；肾表面有许粗大而不规则的凹陷性瘢痕；皮质变薄，皮、髓质界不清，肾乳头萎缩；肾盂肾盏扩张变形，肾盂黏增厚、粗糙。

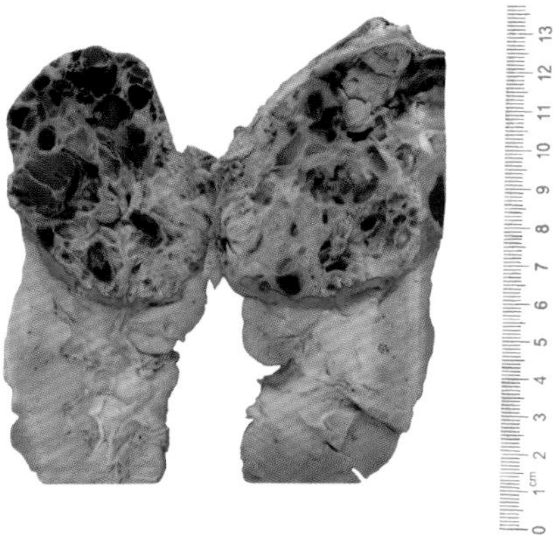

肾细胞癌

肉眼： 肾脏已切开，上极可见直径约为 8 cm 圆形肿物，呈黑（出血）、黄、灰、白等多种颜色交错的多彩特征。界限清楚，局部有假包膜形成。

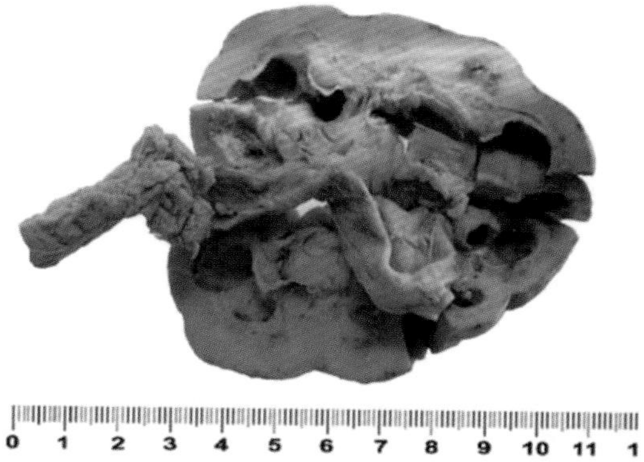

输尿管移行上皮癌（伴肾压迫性萎缩）

肉眼： 输尿管内可见乳头状增生物堵塞管腔。肾脏切面可见实质变薄（因尿液潴留长期压迫所致），皮、髓界限不清，肾盂、肾盏高度扩张，肾盂周围可见脂肪填充。

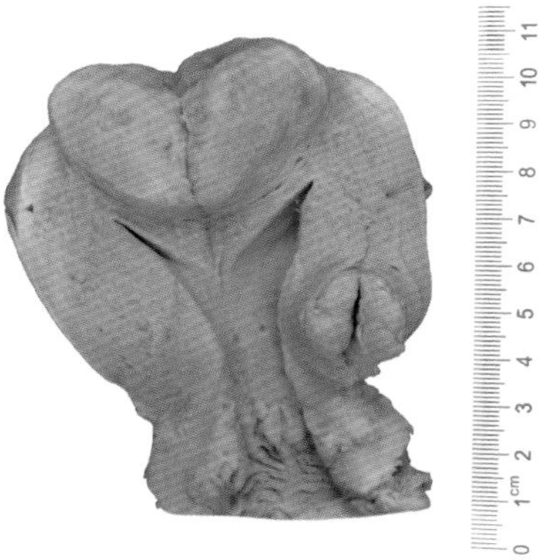

子宫平滑肌瘤

肉眼： 子宫体积增大。子宫底肌层可见一个直径约 3.5 cm 的球形肿块，界限清楚（有假包膜形成）。切面灰白色，呈编织状。

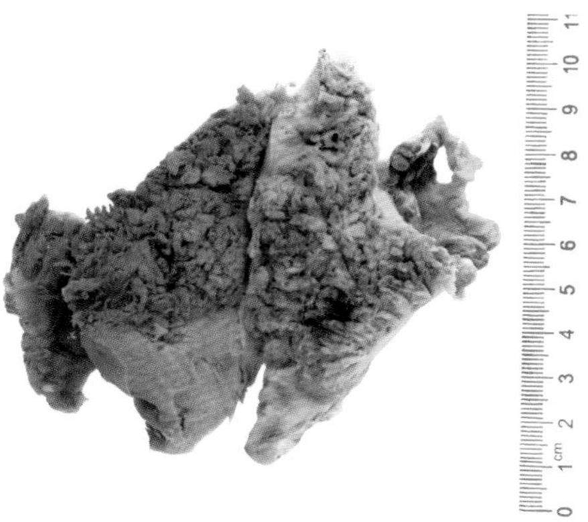

子宫内膜腺癌（弥漫型）

肉眼： 子宫内膜弥漫性增厚，部分呈乳头状，表面粗糙不平，伴有出血、坏死，并不同程度地浸润子宫肌层。

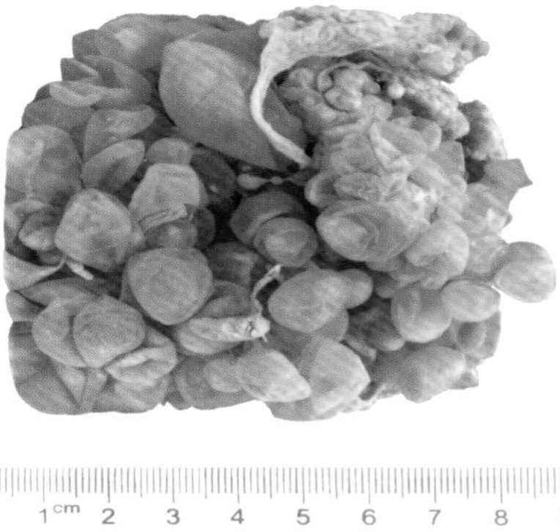

葡萄胎

眼：胎盘绒毛水肿，呈大小不等的透明水泡，状如葡萄。

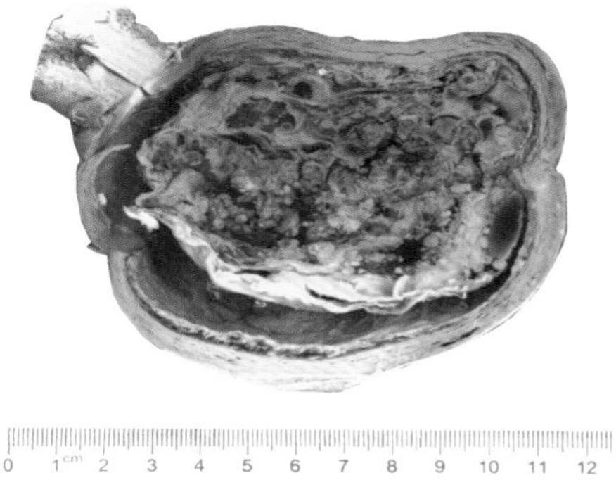

葡萄胎恶性变

肉眼：子宫体积增大，腔内可见直径约 9 cm 的暗紫红色结节状肿块，坏死出血明显；子宫肌层亦可见出血。

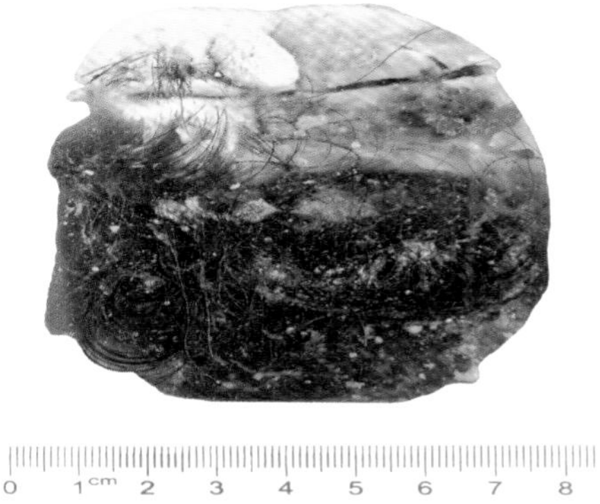

卵巢畸胎瘤

肉眼：原有卵巢结构已消失。肿物约拳头大小，囊腔内可见淡黄色皮脂样物和毛发。

（二）组织切片

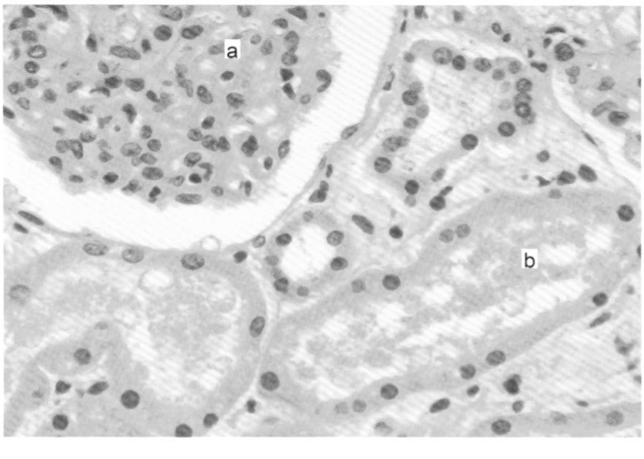

膜性肾病

下：肾小球体积正常或稍增大，未见细胞增生及炎症病变。肾小球毛细血管壁弥漫性增厚、僵硬，肾小球毛细血管管腔开放良好（a）。肾近曲小管管腔内可见脱落的上皮细胞刷状缘（b）。

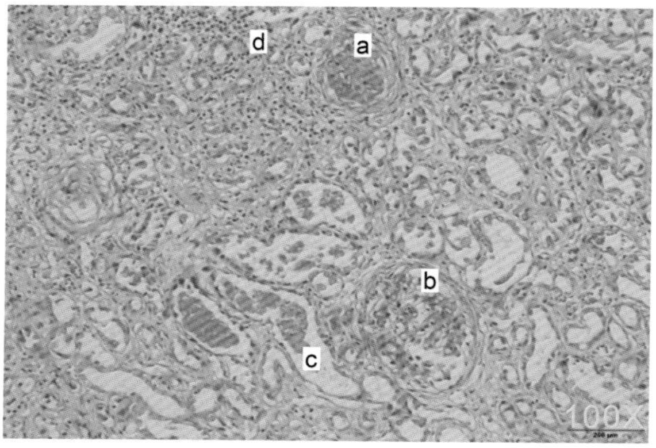

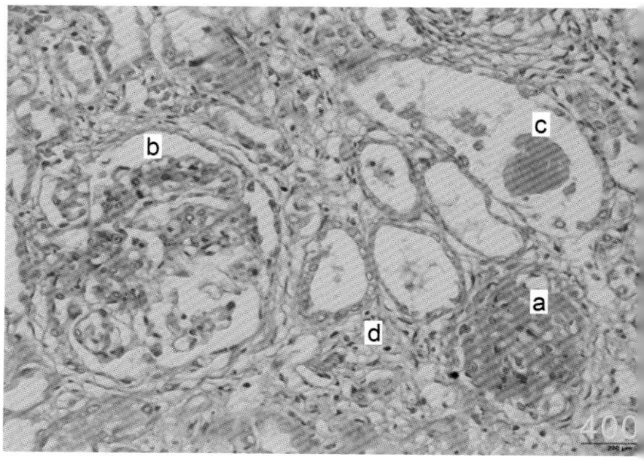

慢性肾小球肾炎

镜下：低倍镜下，肾小球大小不等，数量减少；萎缩的肾小球相对集中，健存的肾小球体积增大。高倍镜下，萎缩的肾球呈不同程度的纤维化或玻璃样变（a），其所属肾小管萎缩甚至消失。部分肾小球体积增大（b），所属的肾小管张，腔内见蛋白管型（c）。肾间质纤维组织增生，淋巴细胞浸润（d），血管扩张充血。肾小动脉管壁增厚、管腔窄，内膜纤维化（肾小动脉硬化）。

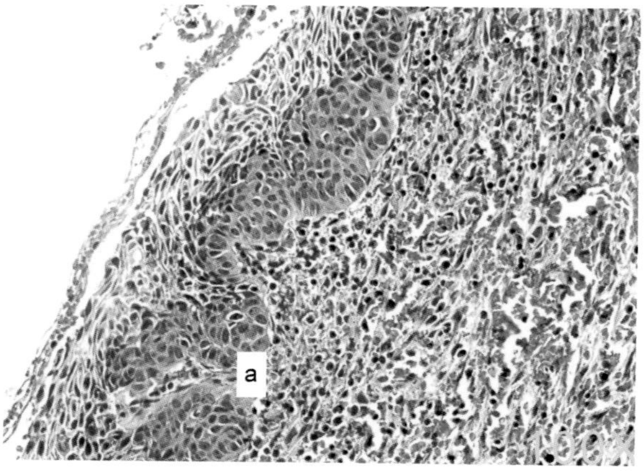

子宫颈上皮内瘤变Ⅱ级

a：异型增生的细胞累及鳞状上皮层下 2/3

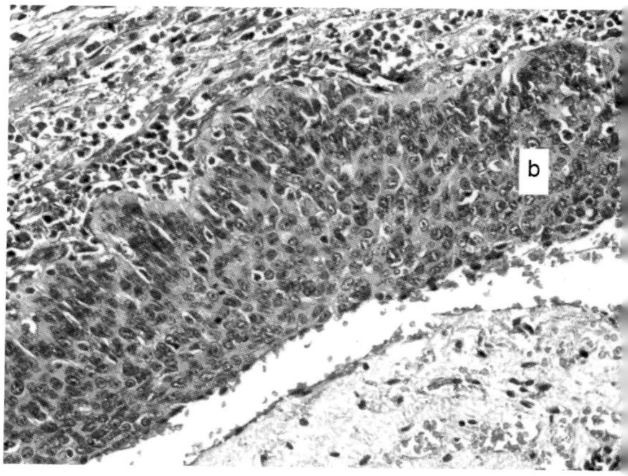

子宫颈原位癌

b：异型细胞累及鳞状上皮全层，基膜完整

【作　业】

绘图并描述慢性肾小球肾炎的镜下所见。

【思考题】

1. 简述毛细血管内增生性肾小球肾炎、膜性肾病、慢性肾小球肾炎的病变特点，并解释其临床表现。

2. 慢性肾小球肾炎与慢性肾盂肾炎在病理变化上有何异同？

3. 子宫颈上皮内瘤变与子宫颈原位癌的关系是什么？

4. 侵袭性葡萄胎与绒毛膜癌在镜下区别是什么？

5. 导致乳腺癌乳头下陷和橘皮样外观的病理学基础是什么？

实验九　内分泌和神经系统疾病

目的和要求］ （1）观察大体标本，掌握结节性甲状腺肿、甲状腺腺瘤、甲状腺癌和流行性脑脊髓膜炎的形态学病变特点。

（2）观察组织切片，掌握弥漫性非毒性甲状腺肿、弥漫性毒性甲状腺肿、流行性脑脊髓膜炎的组织学病变特点。

一、大体标本

结节性甲状腺肿
甲状腺腺瘤
甲状腺乳头状腺癌
流行性脑脊髓膜炎

二、组织切片

弥漫性非毒性甲状腺肿
弥漫性毒性甲状腺肿
流行性脑脊髓膜炎

三、彩图

（一）大体标本

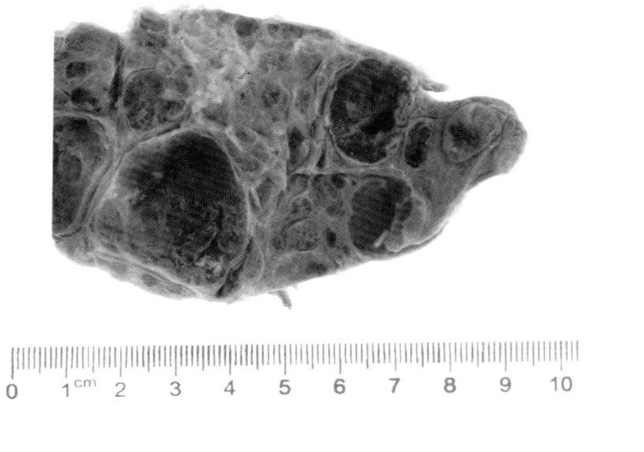

结节性甲状腺肿

肉眼：甲状腺体积肿大，切面可见多个大小不一的结节，结节内有棕褐色胶冻样物质。部分结节境界清楚，多无完整包膜。伴有出血、坏死和瘢痕形成。

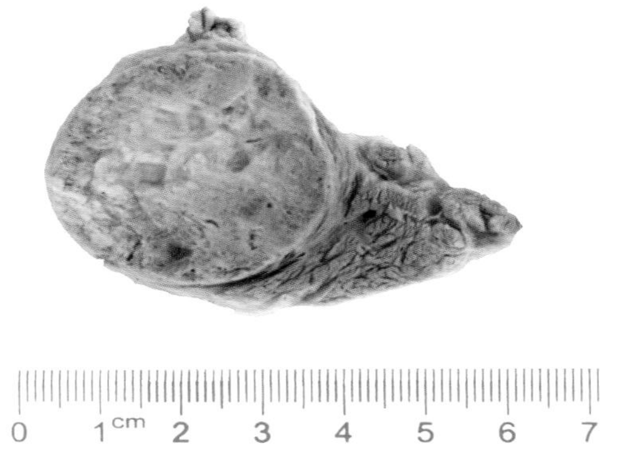

甲状腺腺瘤

肉眼：甲状腺组织内可见一个圆形肿块，界限清楚，有完整包膜。肿块切面呈灰白色，可见囊性变。

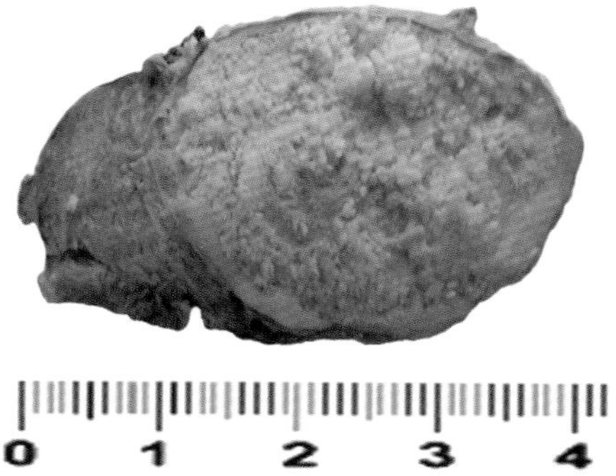

甲状腺乳头状腺癌

肉眼：肿瘤组织呈结节状，切面灰白色，其内可见增生的乳头状结构。

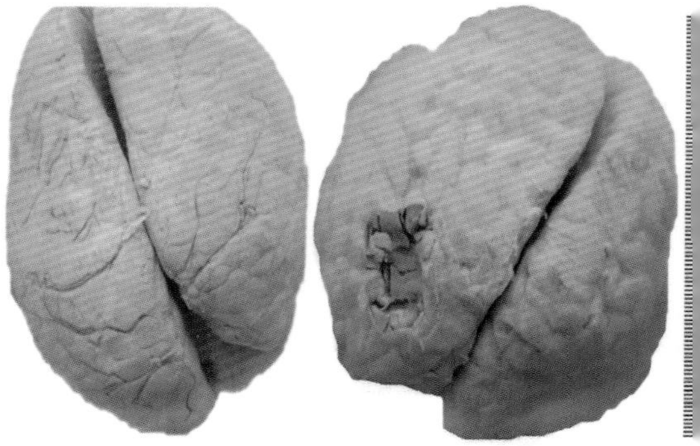

流行性脑脊髓膜炎

肉眼：蛛网膜下腔内充满灰黄色脓性渗出物，部分脓性出物沿扩张充血的软脑膜血管分布。脑沟、脑回构模糊不清楚。

（二）组织切片

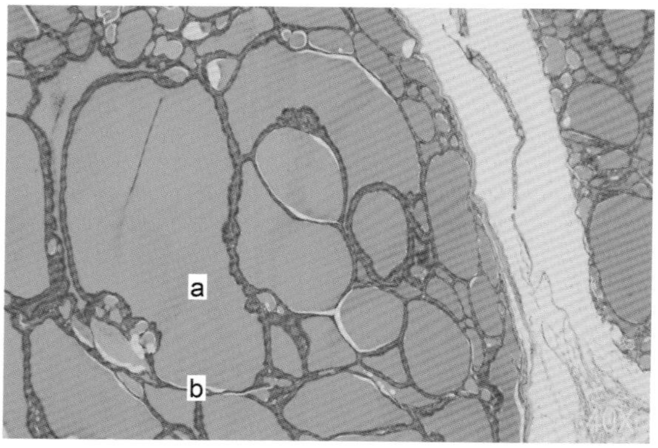

弥漫性非毒性甲状腺肿

镜下：滤泡大小不一，大部分滤泡腔高度扩张，腔内可大量红染的胶质贮积（a），滤泡上皮细胞受压复变扁平（b）。部分小滤泡的上皮细胞增生呈乳头状间质纤维组织增生、间隔包绕形成大小不一的结状病灶。间质血管充血，淋巴组织增生。

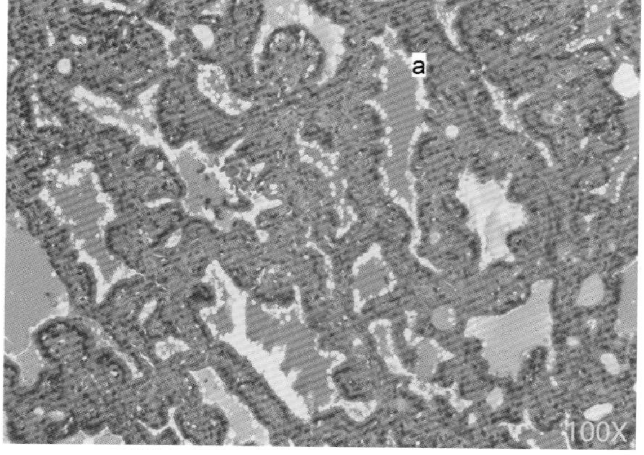

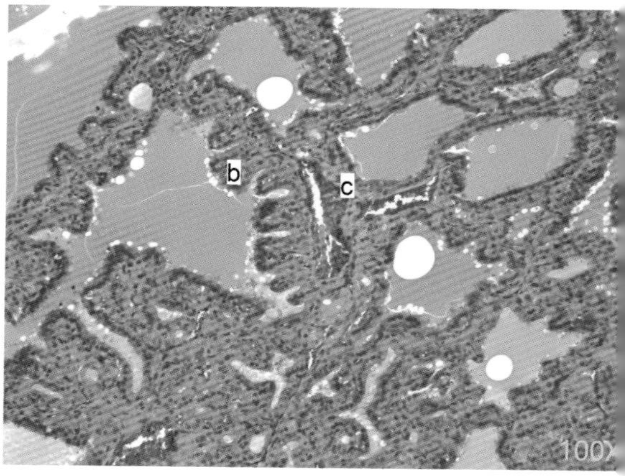

弥漫性毒性甲状腺肿

镜下：滤泡腔内胶质稀薄，滤泡周围胶质出现许多大小不一的上皮细胞吸收空泡（a），滤泡上皮细胞增生呈乳头样（b）间质血管充血（c），淋巴组织增生。

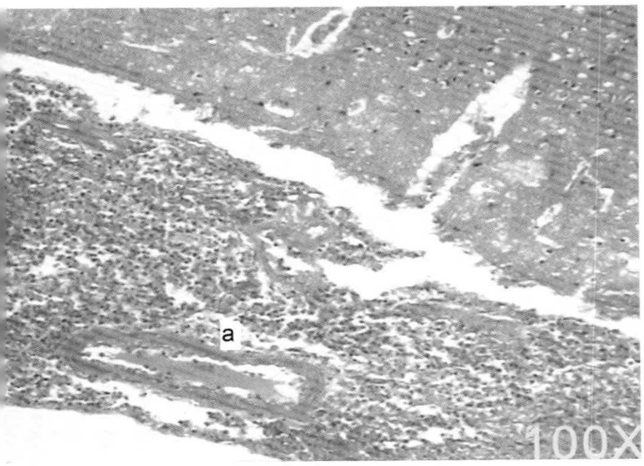

流行性脑脊髓膜炎

镜下：蛛网膜下腔隙增宽，可见大量渗出的炎症细胞，以中性粒细胞为主，伴有少量的单核细胞。软脑膜血管高度扩张充血（a）。

【作 业】

绘图并描述弥漫性毒性甲状腺肿的镜下所见。

【思考题】

1. 地方性甲状腺肿和甲状腺功能亢进症在发病机制和病理变化上有哪些不同？
2. 如何区分甲状腺腺瘤和腺癌？
3. 如何区分结节性甲状腺肿和甲状腺瘤？
4. 试比较流脑和乙脑的病因、病变部位、主要病理变化及可能出现的后遗症。

实验十　感染性疾病（传染病与寄生虫病）

[目的和要求] （1）观察大体标本和组织切片，掌握常见感染性疾病（传染病与寄生虫病）病变特点。

（2）观察组织切片，掌握肺结核病、肠伤寒、肝脏血吸虫病的组织学病变特点

一、大体标本

原发性肺结核病
慢性纤维空洞型肺结核
肺结核瘤
急性肺粟粒性结核病
肠结核病（溃疡型）
肠伤寒（髓样肿胀期）
肠伤寒（坏死期）
小肠细菌性痢疾
肠阿米巴病
阿米巴肝脓肿
肝脏血吸虫病

二、组织切片

急性肺粟粒性结核病
肠伤寒（髓样肿胀期）
肝脏血吸虫病（慢性虫卵结节）

三、彩图

（一）大体标本

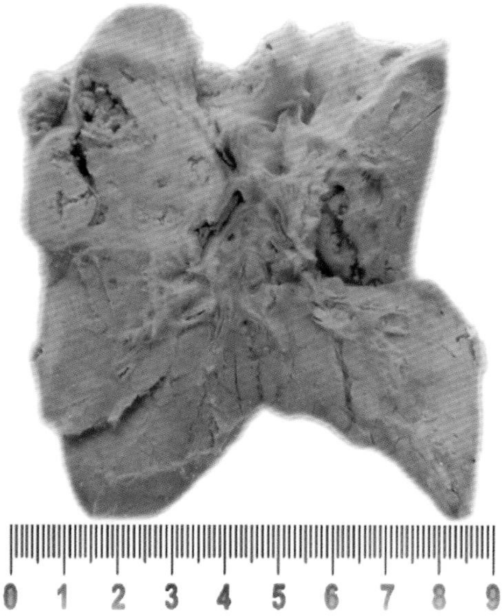

原发性肺结核病

肉眼： 右肺上叶的下部，靠近胸膜处可见一个干酪样坏灶（原发灶），肺门淋巴结肿大亦呈干酪样坏死（门淋巴结结核）。部分病灶的干酪样坏死物质液化流失，形成无壁空洞。大部分肺组织实变。

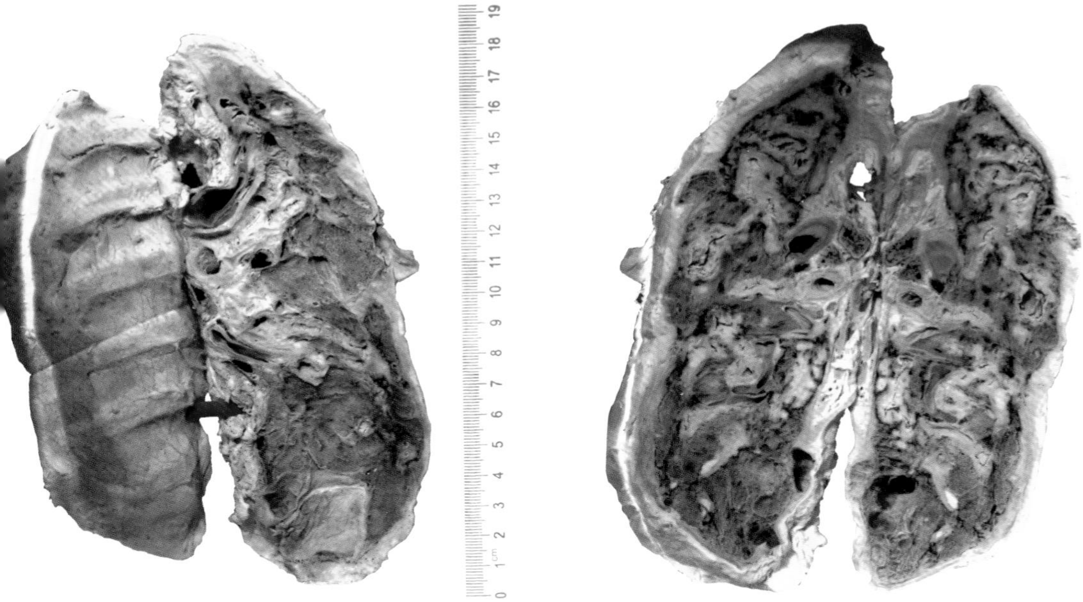

慢性纤维空洞型肺结核

肉眼：肺叶肿胀，肺表面可见肋骨的压痕。肺切面可见多个大小不一、纤维组织包裹的厚壁空洞。空洞内附干酪样坏死物，并见沿支气管播散。肺下叶可见肺气肿改变。

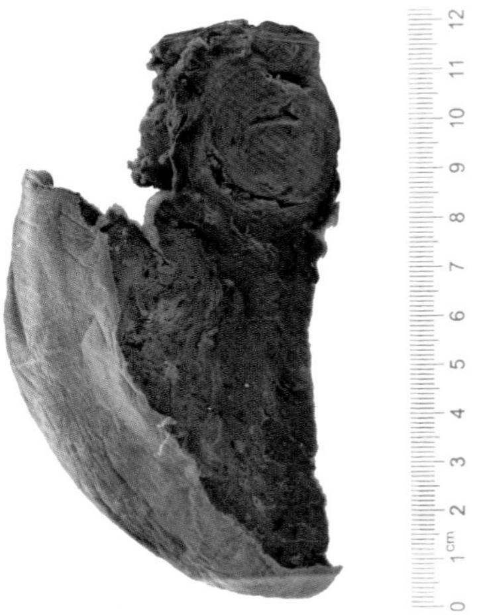

肺结核瘤

肉眼：肺组织切面可见一孤立的、鸡蛋大小球形病灶，其内可见层层包绕的纤维组织。

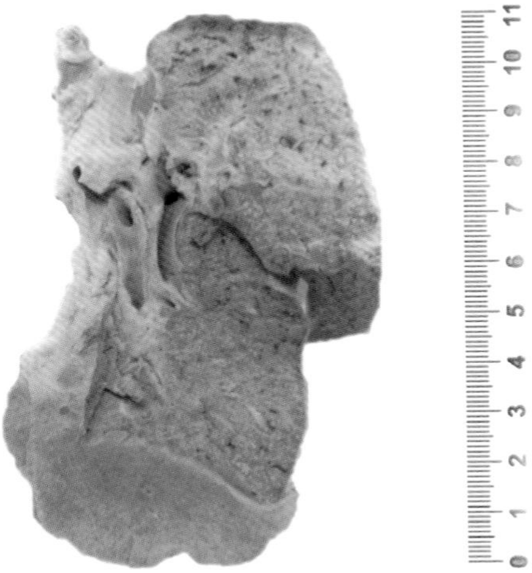

急性肺粟粒性结核病

肉眼：肺表面和切面可见均匀密布、粟粒大小、灰白或灰黄色的结节。支气管旁淋巴结肿大，可见干酪样坏死。

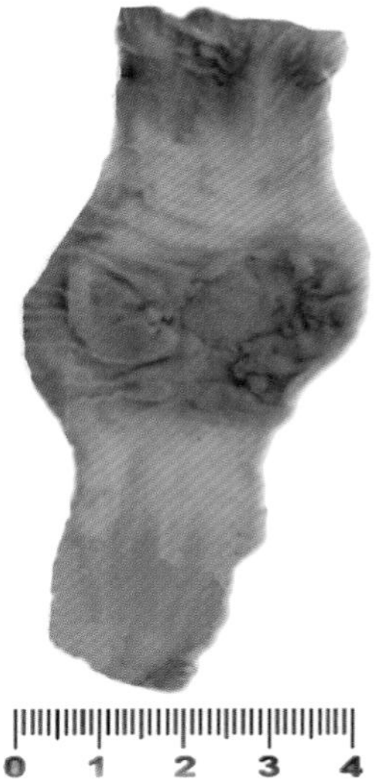

肠结核病（溃疡型）

肉眼： 小肠黏膜可见椭圆形溃疡（肠壁淋巴管沿肠壁环形分布），其长轴与肠腔长轴垂直，溃疡较浅，边缘参差不齐，溃疡底部有干酪样坏死。相应小肠浆膜面有纤维蛋白渗出。

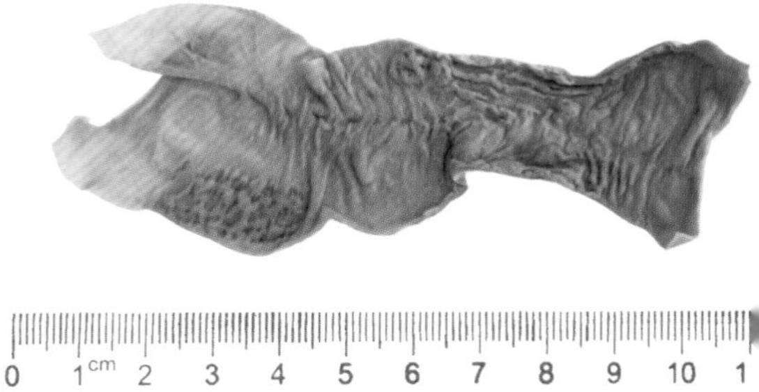

肠伤寒（髓样肿胀期）

肉眼： 回肠下段集合淋巴小结肿胀，隆起黏膜表面，色黑，呈圆形或椭圆形，隆起组织表面形似大脑沟回。

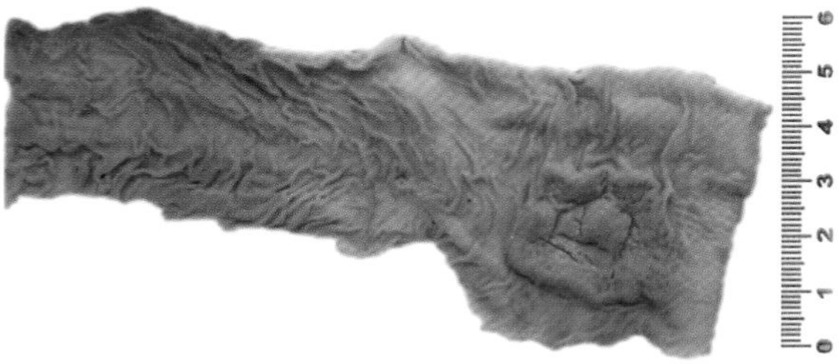

肠伤寒（坏死期）

肉眼： 回肠黏膜集合淋巴小结和孤立淋巴小结明显肿胀，突出黏膜表面；孤立淋巴小结呈半球形（大头针帽大小），集合淋巴小结表面皱褶，形似脑回。部分肿胀的淋巴小结中央组织坏死，稍凹陷，呈黄褐色。

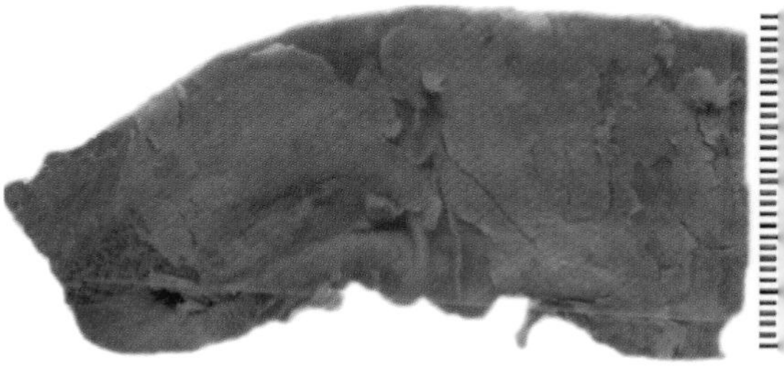

小肠细菌性痢疾

肉眼： 小肠黏膜表面被覆一层淡灰棕色膜状物（即假膜部分区域假膜脱落，形成表浅的、地图状溃疡。

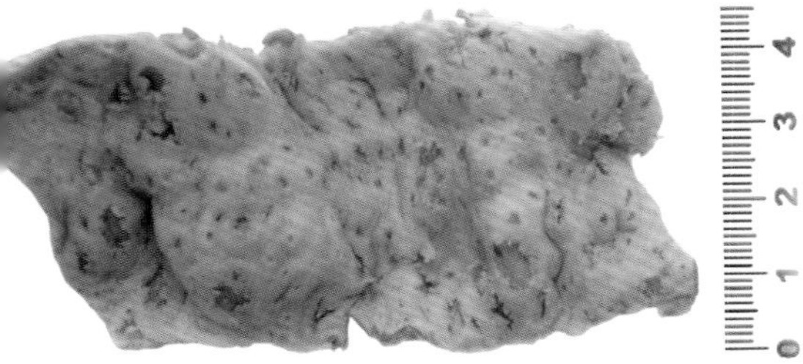

肠阿米巴病

]眼：肠黏膜表面可见多个散在、微隆起的点状、圆形纽扣状坏死灶，即坏死组织液化脱落后，形成的口小底大烧瓶状溃疡，溃疡之间黏膜尚正常。一些溃疡底部贯通后，表面黏膜大片坏死脱落形成较大溃疡；部分溃疡深达肌层。

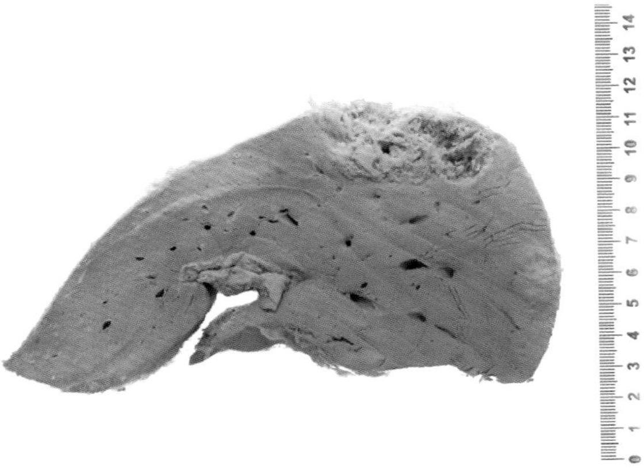

阿米巴肝脓肿

肉眼：肝右叶被膜下可见一鸡蛋大小的圆形病灶，其内可见未完全溶解液化的坏死组织，呈破棉絮状。病灶与周围组织分界清楚，局部病灶已向肝脏表面穿破。

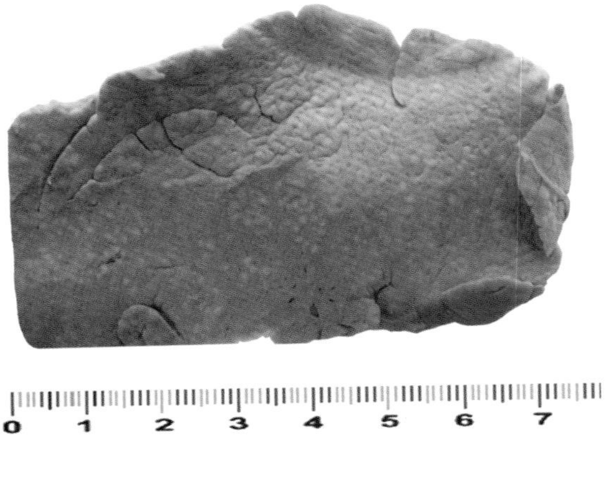

肝脏血吸虫病

肉眼：肝脏体积变小、质地变硬，边缘锐利，表面密布灰白色米粒大小的结节，可见浅沟纹。

（二）组织切片

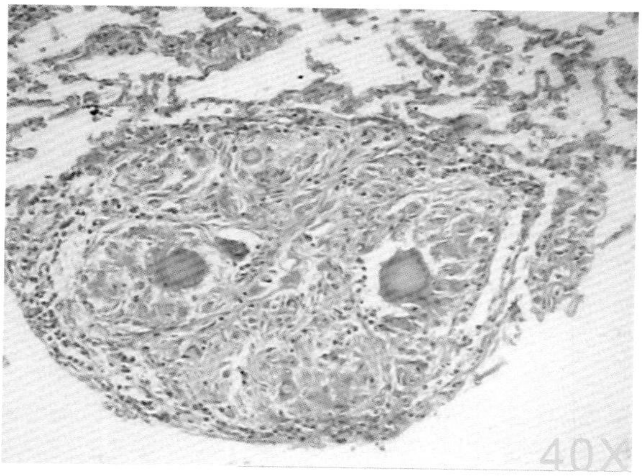

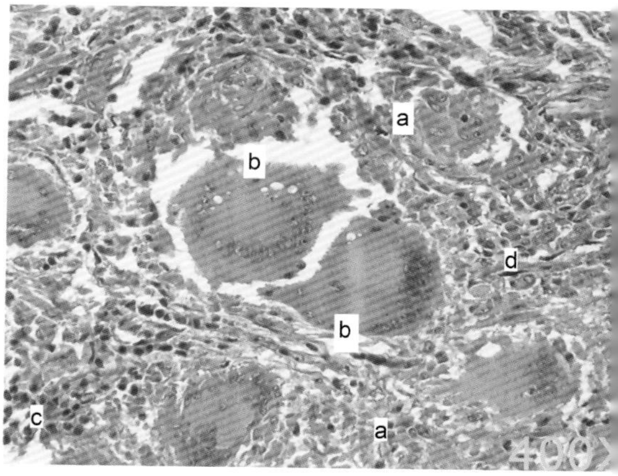

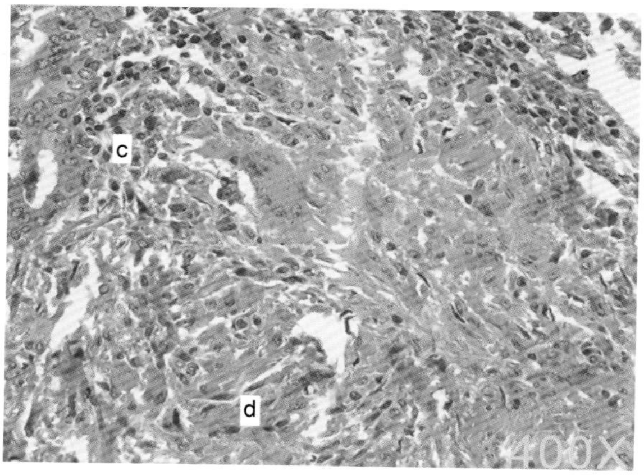

急性肺粟粒性结核病

镜下： 低倍镜下，肺组织内有较多粟粒大小病灶（即结
结节），境界清楚。可见病灶融合现象，部分病灶
可见干酪样坏死物。高倍镜下，病灶由上皮样细
（a）、朗汉斯巨细胞（b）以及病灶外周的淋巴细
（c）和少量成纤维细胞（d）构成。病灶与病灶之
的肺组织无明显病变。

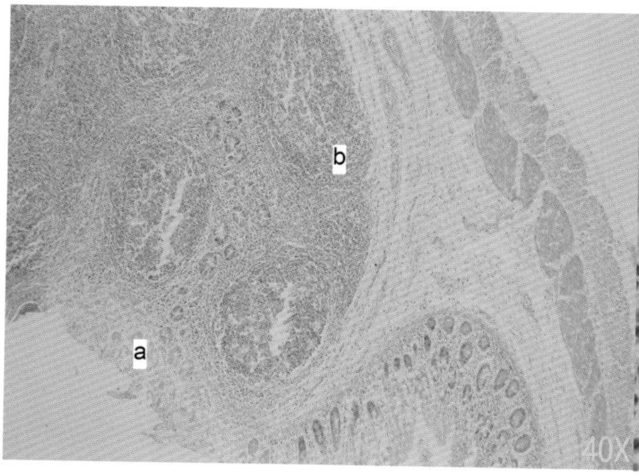

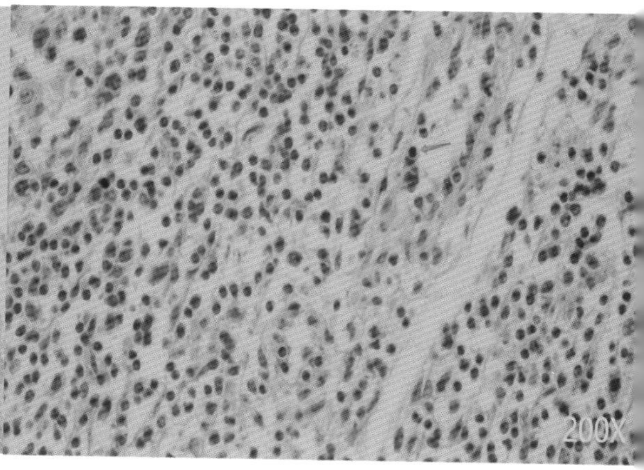

肠伤寒（髓样肿胀期）

镜下： 低倍镜下，小肠黏膜层因淋巴组织增生而增厚，部分黏膜上皮细胞坏死脱落（a）。高倍镜下，坏死灶边缘大量巨噬
细胞增生，形成伤寒肉芽肿（b）。有些巨噬细胞胞质内可见吞噬有淋巴细胞（箭头）、红细胞、坏死细胞的碎片，即
伤寒细胞。

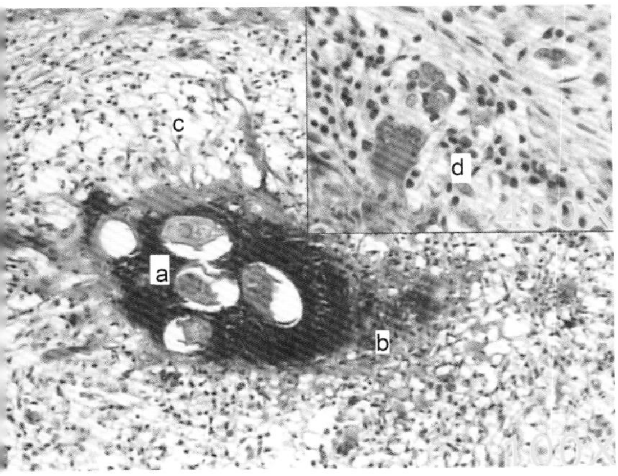

肝脏血吸虫病（慢性虫卵结节）

镜下： 门管区可见多个结节状病灶，其中有大量死亡虫卵沉积（a），部分虫卵已开始钙化，虫卵周围可见无结构的颗粒状坏死物质（b）、上皮样细胞（c）、多核巨细胞、成纤维细胞和淋巴细胞浸润。肝小叶结构基本正常，可见肝血窦扩张、肝细胞受压而萎缩的现象。右上图示异物巨细胞（d）。

【作　业】

绘图并描述慢性虫卵结节。

【思考题】

1. 结核病的基本病变和转归各有哪些？通过哪些特征性改变可以诊断结核病？
2. 如何解释肠结核的病变特点？
3. 试述肠伤寒的好发部位、病变特点、病变分期及并发症。
4. 如何区别阿米巴肝脓肿与细菌性肝脓肿？
5. 血吸虫虫卵可以引起哪些病理改变？血吸虫肝病的病变特点及临床表现有哪些？

第二部分　病理生理学实验指导

实验一　实验性热射病

【实验目的】 通过观察，以高温为原因，作用于机体（全身）后所引起的变化，从而认识疾病的本质。

【实验对象及材料】

（1）实验动物：小鼠（雄性，4 ～ 6 周龄，18 ～ 22 g）。

（2）实验材料：电子秤，温度计，体温计或体温枪，广口瓶（带双口胶塞），恒温水浴锅，凡士林，不锈钢碗，黑色记号笔，小方巾，水盆，小鼠灌胃针，棉签，垃圾缸。

（3）实验试剂：75% 乙醇，生理盐水。

【实验步骤和检测指标】

（1）捉拿小白鼠方法：先用一手（一般用右手）捉拿其尾部，将其放在木台上，然后用另一手（一般用左手）拇指及示指沿其背向前，抓住其颈部的皮肤，并以环指和小指压住鼠尾固定。

（2）称小白鼠体重：先称小白鼠固定笼重量，然后将鼠放入笼内，连笼称量小白鼠体重（称小白鼠重量也可不用笼，直接放鼠在天平左边盆上称）。

（3）测量小白鼠呼吸、体温：待鼠在笼或瓶内安定后，测量其呼吸 2 ～ 3 次（每次 15 ～ 20 s）取其平均值，记录；观察一般状况，如耳血管扩张状况、毛发的状况（平滑或竖立，干燥或湿润等）及一般活动状况并记录；用涂以凡士林的体温计测直肠体温 1 次，插入直肠的深度约 1 cm，测量时间 5 min，测后将鼠取出笼。

（4）复制疾病模型：将广口瓶置于温水盆中，先加盖片刻，待水温渐升至 60 ℃，瓶内温度升高至 38 ～ 40 ℃时将小白鼠放入瓶内。此时注意观察小白鼠在瓶内活动状况（并与实验前对比），小白鼠出现烦躁后再测量呼吸 1 次，当小白鼠出现局部或全身痉挛时（在高温环境中作用 6 ～ 10 min）立即将小白鼠从瓶内倒出，以免过热致死。小白鼠倒出后，固定笼内（也可以不入笼）立即测量其呼吸及体温，隔 2 ～ 10 min 后，再测量其呼吸及体温，记录并做比较分析。

（5）实验完毕，收拾各物，放回原位。

【注意事项】

（1）捉拿小白鼠时要小心，以免被咬伤，如有咬伤可即涂以碘酒消毒。

（2）使用体温计时，请小心操作，以免碰破。用完后，注意清洁。

（3）量体温时，每次插入肛门的深度要相同，以免影响其准确性。

【实验结果】

【实验讨论】

（1）请结合实验结果（体重、体温、呼吸及一般状况的变化等），从损伤和抗损伤的角度析疾病（热射病）的发病机制。

（2）临床和生活实践中，我们有哪些方法可以预防和治疗热射病？

实验二 实验性失血性休克

【实验目的】

（1）掌握失血性休克动物模型的复制方法。

（2）掌握休克不同时期机体的表现和微循环变化特点。

（3）熟悉失血性休克的病因和发病机制，并优化救治方案。

【实验对象及材料】

（1）实验动物：家兔（普通级，雄性，1.8 ～ 2.2 kg），术前禁食。

（2）实验材料：婴儿秤，家兔固定盒，家兔手术台，BL-420 生物机能实验系统，家兔手术器械 1 套，静脉输液装置，动脉插管，动脉夹，三通管，气管插管，注射器，培养皿，烧杯，粗棉线，细丝线，纱布，微循环观测分析系统（或体式显微镜），持针器，皮肤缝合针和线。

（3）实验试剂：20% 乌拉坦溶液，1% 盐酸普鲁卡因，1% 肝素生理盐水，1% 去甲肾上腺素（1 ml/2 mg），生理盐水。

【实验步骤和检测指标】

（1）术前准备

1）抓取与称重：以右手抓住家兔项背部的皮毛，轻提动物，然后用左手托住其臀部，使兔的重量主要落于左手上。用婴儿秤称重。

2）麻醉与固定：用头皮针从耳缘静脉缓慢推注 20% 乌拉坦溶液（5 ml/kg）进行全身麻醉。麻醉剂注入后血管颜色由红变白，提示注入麻醉剂成功。当皮肤夹捏反应消失，头颈及四肢肌肉松弛，呼吸规则且平稳，角膜反射迟钝，即停止麻醉。耳缘静脉留针，连接静脉输液装置，缓慢滴注生理盐水（10 ～ 15 滴 / 分），保持静脉通畅。

家兔仰卧位固定于兔手术台上，手术部位（颈部和腹部）剪毛、备皮。

（2）颈部手术

1）气管分离和插管：颈部正中做长约 6 cm 的纵切口，钝性分离皮下组织和肌肉。用止血钳分离气管，穿粗棉线备用。甲状软骨下缘 1 cm 处，气管软骨环之间，用直剪在气管壁上做“⊥”形切口，插入气管插管，结扎并固定。

2）左侧颈总动脉的分离和插管：在气管左侧深部找到颈动脉鞘，触之有明显搏动感。用玻璃分针仔细分离出 2 ～ 3 cm 左侧颈总动脉（注意：不要损伤迷走神经），穿双细丝线备用。先结扎颈总动脉远心端，再用动脉夹夹闭其近心端；用镊柄部从血管背后轻扶血管，眼科剪在血管壁上剪“V”形切口，将充满肝素的动脉插管朝向心脏方向插入动脉内，扎紧并固定，松开动脉夹，左颈总动脉插管通过三通开关连接压力传感器，记录动脉血压的数值。插管前，家兔耳缘静脉注射 1% 肝素（0.5 ml/kg），以防血液凝固。

（3）腹部手术：肠系膜微循环观察：剑突下 2 cm 处做腹正中皮肤切口 4 ～ 5 cm，沿腹白线剪开腹膜，沿盲肠系膜轻柔地将一段游离度较大的小肠肠系膜拉出腹外（找盲肠时切忌用力拉，以免肠系膜血管收缩，血流停止)。用止血钳夹住腹部切口，以防肠管外溢。将兔向右侧位固定，使肠系膜均匀平铺，置于微循环装置的观察范围内。找到肠系膜的毛细血管（仅能过一个红细胞的微血管)，显微镜下观察放血前、后肠系膜微循环的血流状态的变化。注意微动与微静脉区域内的毛细血管开放数目及血流速度，血流速度可用线流（最快)、线粒流（较快)、流（较慢)、泥沙流（慢）及血流停滞来描述。观察过程中滴加生理盐水保持肠系膜的湿润。

(4）复制失血性休克模型

1）动物稳定 10 min 后，记录正常状态下（放血前）的各项检测指标。

2）由颈总动脉插管的三通开关处放血，使血液流入 100 ml 烧杯（肝素化）内，每放 10 ml 即关闭开关，检测指标的变化。若血压有回升，可以继续少量放血，使血压维持于 mmHg 左右（维持 10 min 左右)，即可造成失血性休克模型，记录失血量和各项指标的变化。意：停止放血后，三通管接通压力感受器才能正确测得动脉血压。同时，不可以一次放血过造成动物死亡。

(5）抢救及伤口缝合

1）静脉回输血液。将回收的血液缓慢经耳缘静脉全部回输，观察并记录动脉血压和微循的变化，判断救治措施是否有效。

2）单纯扩容。耳缘静脉滴注生理盐水（40 ～ 60 滴 / 分)，每输液 40 ml 观察并记录动脉血和微循环的变化，判断救治措施是否有效。

3）缩血管药物的应用。耳缘静脉缓注 1% 去甲肾上腺素（1 ml/kg)，观察并记录微循环和脉血压的变化，判断救治措施是否有效。

4）皮肤伤口缝合。

5）根据实验室条件，自行设计并实施抢救方案，并判断救治措施是否有效。

(6）检测指标：动物的耳廓和眼睑血管颜色，皮温，呼吸，心率，血压（脉压差)，肠系膜微循环（毛细血管数目和流速等)，尿量和尿 pH 等的变化。

(7）实验结束后，家兔用空气栓塞法处死。

【注意事项】

(1）术中动物如有挣扎，可以注射 1% 普鲁卡因局麻。

(2）少量出血用纱布压迫止血；较大出血点用止血钳夹闭血管后结扎止血。

(3）插管前，三通管、导管、注射器和家兔都要肝素化，以防血液凝固。

(4）动脉插管容易滑脱，故要结扎和固定牢靠。

【实验结果】

【实验讨论】

(1）请结合失血性休克的微循环障碍机制，讨论不同失血量对家兔的血压、呼吸、心率和微循环变化的影响有哪些？

(2）失血性休克造模成功的标准是什么？

(3）你们选用的治疗方案是否有效？请进一步完善失血性休克的治疗方案。

实验三 实验性急性肺水肿

【实验目的】

（1）制备急性肺水肿的疾病模型，观察动物表现，探讨该病的病因和发病机制。

（2）结合急性肺水肿的病因、发病机制，探讨急性肺水肿的防治原则。

【实验对象及材料】

（1）实验动物：小鼠（雄性，4 ～ 6 周龄，18 ～ 22 g）。

（2）实验材料：电子秤，分析天平，黑色记号笔，棉签，注射器，培养皿，玻璃分针，丁剪，眼科剪，眼科镊，弯止血钳，吸水纸，细棉线，持针器及皮肤缝合针线，小鼠灌胃针。

（3）实验试剂：重酒石酸去甲肾上腺素注射液（1 ml : 2 mg），呋塞米（规格：2 ml : 20 mg）生理盐水。

【实验步骤和检测指标】

（1）肺水肿模型的制备及防治：动物编号、称重、分组。

1）正常组：可以全班共用 1 只正常鼠。

2）模型组：腹腔注射去甲肾上腺素注射液（0.4 ml/20 g）。

3）防治组 1：腹腔注射去甲肾上腺素注射液（0.4 ml/20 g）后，立即呋塞米灌胃（0.4 ml/20 g）防治组 2：腹腔注射去甲肾上腺素注射液（0.4 ml/20 g）后，立即呋塞米腹腔注射（0.4 ml/20 g）

附：小鼠每次灌胃容积不超过 0.4 ml/10 g，最大为 1 ml/ 只。按照人与动物之间的用药剂量换算：小鼠用药的等效剂量（mg/kg）= 成人的每日用量 mg/60 kg × 10 倍。

（2）临床指标：观察小鼠一般表现（安静或活跃，呼吸平稳或困难，口唇颜色，口鼻有无泡沫状液体流出）；造模 20 min 后，记录小鼠呼吸频率，存活时间（若 20 min 内不死亡，记录存活时间 > 20 min）。

（3）病理学指标

1）取材和计算肺系数：动物死亡后（造模 20 min 后，颈椎脱臼法处死小鼠），用镊子轻提剑突，直剪紧贴胸骨剪断胸肋关节，沿边缘剪开横膈膜，打开胸腔。颈部分离气管，在气管杈上方约 0.5 cm 处用粗棉线结扎气管（防止肺内水肿液流出），在结扎线的上端剪断气管，借粗棉线轻提气管连带的胸腔脏器，仔细将胸腺、心脏与肺分离。将肺放在培养皿内，吸水纸吸去其表面的水分；剪去结扎气管的粗棉线，称取肺重量，计算肺系数 = 肺重量（g）/ 体重（g）并与正常小鼠的肺系数比较。

2）形态学观察

肉眼观察：肺的体积和颜色变化；肺表面及切面是否有地图样的淤血及出血斑块。轻压肺脏，观察是否有泡沫状液体流出。

镜下观察：肺组织切片的形态学变化。

(4) 术后缝合：实验动物术后伤口缝合。

【注意事项】

(1) 去甲肾上腺素注射液见光易变质，故需现配现用。

(2) 分离时注意不要损伤肺组织，以免液体流出、肺组织不完整等影响肺系数的准确性。

【实验结果】

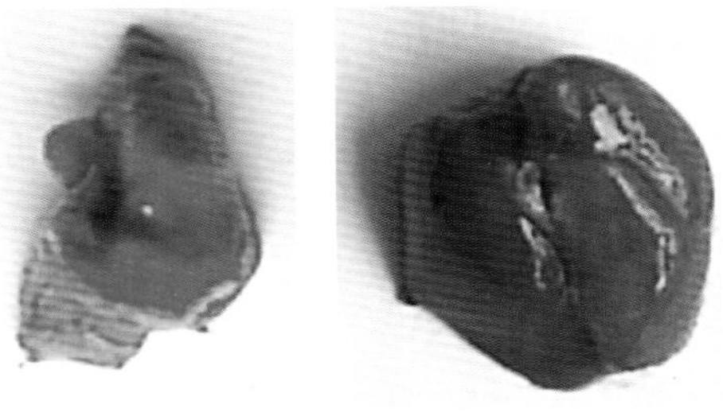

正常肺　　水肿肺

【实验讨论】

(1) 请结合实验结果分析本次实验造模是否成功？理由是什么？

(2) 临床哪些疾病可以导致肺水肿？如何判断肺水肿患者是否发生了呼吸衰竭？

(3) 根据肺水肿的病因和发生机制，设计肺水肿的防治原则。

参 考 书 目

[1] 刘春英，高维娟 . 病理学（全国高等中医药院校规划教材）[M]. 11 版 . 北京：中国中医药
版社，2021.

[2] 苏宁，王世军 . 病理学（全国高等中医药院校教育教材）[M]. 3 版 . 北京：人民卫生出版社
2021.

[3] 黄玉芳，王世军 . 病理学（全国普通高等教育中医药类精编教材）[M]. 3 版 . 上海：上海
学技术出版社，2018.

[4] 刘春英 . 病理学与病理生理学（普通高等教育中医药类创新课程“十三五”规划教材）[M
2 版 . 上海：上海科学技术出版社 . 2019.

[5] 步宏，李一雷 . 病理学（国家卫生健康委员会“十三五”规划教材）[M]. 9 版 . 北京：人
卫生出版社，2018.